药食同源

应用图鉴

白小英　双　福◎主编

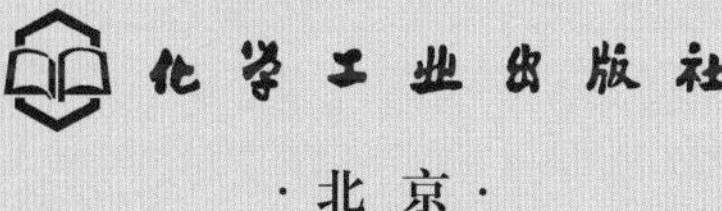

化学工业出版社

·北京·

本书以国家卫生健康委员会公布的药食同源品种为主，从中药辨别、中医应用、现代研究等方面详细介绍，并提供了常用方剂推荐和食疗养生法推荐，还对详细的食用和制作方法进行了介绍，并配有高清图片。

本书图文并茂，通俗易懂，精简实用，可供中药爱好者，及中医保健、养生食疗爱好者参考阅读。

图书在版编目（CIP）数据

药食同源应用图鉴/白小英，双福主编. —北京：化学工业出版社，2023.1

ISBN 978-7-122-42323-8

Ⅰ.①药… Ⅱ.①白…②双… Ⅲ.①中药材-食物疗法 Ⅳ.①R282②R247.1

中国版本图书馆CIP数据核字（2022）第189732号

责任编辑：满孝涵　邱飞婵　　文字编辑：陈艳娇　陈小滔

责任校对：杜杏然　　装帧设计：双福 SF文化·出品 www.shuangfu.cn

出版发行：化学工业出版社（北京市东城区青年湖南街13号　邮政编码 100011）

印　　装：天津图文方嘉印刷有限公司

880mm×1230mm　1/32　印张7　字数250千字

2023年8月北京第1版第1次印刷

购书咨询：010-64518888

售后服务：010-64518899

网　　址：http://www.cip.com.cn

凡购买本书，如有缺损质量问题，本社销售中心负责调换。

定　　价：59.80元

前言

“药食同源”是我国自古有之的中医养生和治疗理论，是中医药养生祛病的重要组成方式。历代中医名家利用药食同源物种的平常易得、食性平和、物美价廉等优点，以食物代替药物进行疾病治疗。药食同源的养生和治疗方式既可以进行疾病预防，也可以控制、缓解常见病症，达到平衡阴阳、调和气血、养生延年的功效。随着我国经济的持续发展，人民生活水平的不断提高，健康成为人们追求高质量生活的基础，尤其是《“健康中国 2030”计划纲要》实施以来，人们对健康的渴望更加迫切，这种需求主要体现在中医药养生祛病、益寿延年的理论中。笔者作为中药学研究人员，在保障大众用药安全的同时，致力于提供简单可行的中医药养生建议，为全民健康提供保障，故编写本书。

中华人民共和国成立后，国家曾多次修订既是食品又是药品的药食同源名单。1982 年《中华人民共和国食品卫生法（试行）》中规定 61 种中药材属于药食同源物质。然后又分别于 1991 年和 1998 年增加了 8 种和 7 种药食同源的中药材。2002 年卫生部公布的《关于进一步规范保健食品原料管理的通知》中，把药食同源中药材名单增加到了 86 种。2015 年国家颁布的《按照传统既是食品又是中药材的物质目录》（征求意见稿）中，又增加了 15 种。2018 年又增补党参等 9 种物质按照食药物质管理。2019 年将当归等 6 种物质增补进《按照传统既是食品又是中药材的物质目录》。

本书从优质中药的辨别、中医应用、现代研究、常用方剂推荐、食疗养生法推荐等方面，提供了常用的药食同源中药材的应用方法，通过药食同源，将中药养生巧妙地贯穿到日常生活中，深入挖掘中医药精髓，传承精华、守正创新，加强中医药文化研究和传播，为大众提供了养生依据，科普中医药文化，维护人民健康。

编者

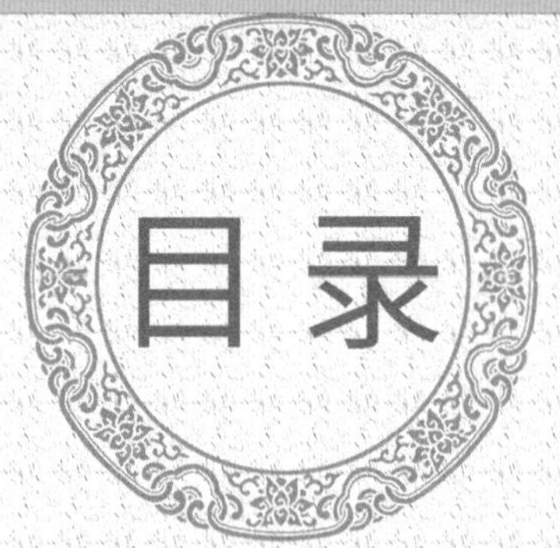

目录

第一章 认识药食同源

第二章 药食同源品种介绍

第三章　药食同源与中医体质

附录

第一章

认识药食同源

《黄帝内经太素》写道：『空腹食之为食物，患者食之为药物。』这就是药食同源的意义，既可作食物又可作药物。药食同源已经有了很长时间的历史积淀，本章主要介绍药食同源的基本知识和理论来源。

什么是药食同源

“药食同源”是中医药养生祛病理论的重要组成部分。中华民族的祖先们用“尝百草”的方式，在野生植物中筛选出以五谷为主的粮食，选育种子，开垦土地，耕作收获，解决了生存问题，祖先们在对野生植物的驯化过程中，又发现有些植物既可以果腹又可以益寿延年，还有些植物虽不能果腹，却可以祛病养生，更有些植物既可以果腹又可以养生强身。《淮南子·修务训》称：“神农尝百草之滋味，水泉之甘苦，令民知所避就。当此之时，一日而遇七十毒。”可见神农时代药与食不分，无毒者可就，有毒者当避。

经过长期的实践探索，药食同源的思想逐渐形成，隋唐时期的《黄帝内经太素》中写道“空腹食之为食物，患者食之为药物”，反映出“药食同源”的思想。《内经》对食疗有非常卓越的理论，如“大毒治病，十去其六；常毒治病，十去其七；小毒治病，十去其八；无毒治病，十去其九；谷肉果菜，食养尽之，无使过之，伤其正也”，这可称为最早的食疗原则。《伤寒论》的一百一十二个方剂中，含食物成分的占到了一半以上。所以说“以食施养”“养医并重”彰显着我们祖先的智慧。如今药食同源是指按照传统既是食品又是中药材的物质，具有传统食用习惯，且列入国家中药材标准（包括《中华人民共和国药典》及相关中药材标准）中的动物和植物的可食用部分（包括食品原料、香辛料和调味品）。

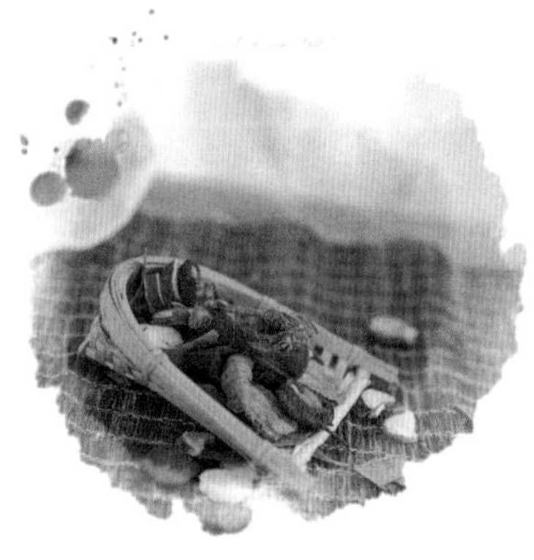

中医的历史表明，食物与药物同出一源，二者都属于天然产品。中医药学还有一种中药的概念是：所有的动植物、矿物质等也都是属于中药的范畴，中药是一个非常大的药物概念。凡是中药，都可以食用，只不过是一个用量上的差异而已。因此严格地说，在中医药中，药物和食物是不分家的，是相对而言的。药物也是食物，而食物也是药物，食物的副作用小，而药物的副作用大，这就是“药食同源”的另一种含义。

药食同源的异同与选择

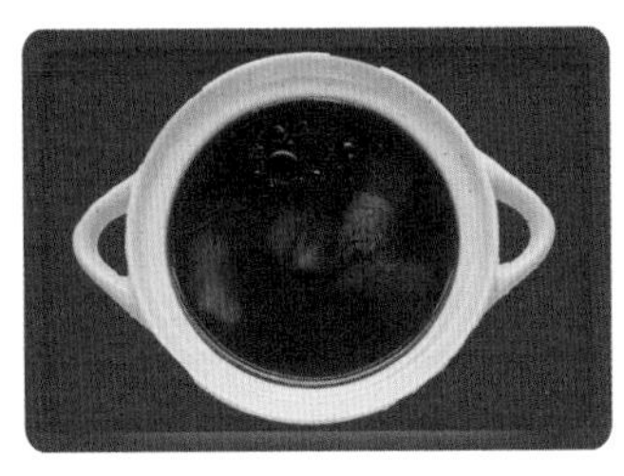

药物与食物的相同点是可以用来防治疾病。

药物与食物的不同点是药物的治疗药效强，也就是人们常说的“药劲大”，用药正确时，效果突出，而用药不当时，容易出现较明显的副作用；而食物的治疗效果不及中药那样突出和迅速，配食不当，也不至于立刻产生不良的结果。但不可忽视的是，药物虽然作用强但一般不会经常吃，食物虽然作用弱但天天都离不了。

我们的日常饮食，除供应必需的营养物质外，还会因食物的性能作用或多或少地对身体生理功能产生有利或不利的影响，日积月累，从量变到质变，这种影响作用就变得非常明显。从这个意义上讲，它们并不亚于中药的作用。因此正确合理地调配饮食，坚持下去，会起到药物所不能达到的效果。

药食同源在发展过程中逐渐形成了药膳食疗学，这是中国传统医学知识与烹调经验相结合的产物，是以药物和食物为原料，经过烹饪加工制成的一种具有食疗作用的膳食。它“寓医于食”，既将药物作为食物，又将食物赋以药用；既具有营养价值，又可防病治病、强身健体、延年益寿。因此，药膳是一种兼有药物功效和食品美味的特殊膳食。它可以使食用者得到美食享受，又在享受中，使其身体得到滋补，疾病得到治疗。

为了达到健康之道，我们除了须注意日常生活习惯之调整外，饮食的调整也可达到养生目的，中国千年来的生活体验，经历了《神农本草经》《食疗本草》《本草纲目》等，已经将食物及药物融为一体，演化出“药食同源”这一宝贵文化。中国医学发展过程中首重预防，而预防之道在于遵循自然治疗之原则，因此食疗须求其所宜，避其所忌，且中医治病相当重视“对证下药”，所以在选择适当的中药进行食补前应先了解体质，才不至选择偏差太多，反而失去其意义。

药食同源的四性五味

食物与药物的性能也是相通的，都具有形、色、气、味、质等特性。食物的性能，在古代简称为“食性”“食气”“食味”，是以阴阳、五行、脏腑、经络、病因、病理等基础的中医理论为核心的。食物“气”或“性”与药物的药性“四气”或“四性”说法相一致。

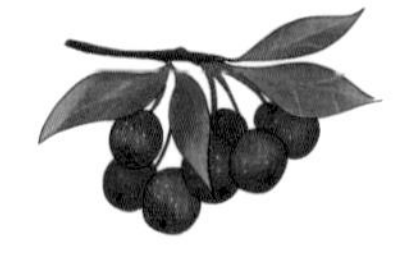

四性是指寒、热、温、凉；五味是指辛、甘、酸、苦、咸。根据“辨证施膳”的原则，不同疾病应选用不同性味的食物，一般原则是“热者寒之，寒者热之，虚则补之，实则泻之”。人们也利用食物性味来调整人体气血阴阳，如糯米、核桃、羊肉、虾、木瓜、荔枝等温热食物，具有祛寒、温中、补虚等祛病保健养生功效；西瓜、苦瓜、冬瓜、香蕉、紫菜、海带等寒凉食物，具有清热泻火，解毒养阴等功效。食物属性不同，食用时间也应有所不同，如性平的食物四季都可食用，性温的食物除夏季适当少食用外，其他季节都可食用。性凉的食物夏季可常食用，其他季节食用须配合性温的食物一起吃。性寒的食物冬季尽量少吃，如食用必须加辣椒、花椒、生姜等性温热的食物。

药食同源的使用

部分药物可以作为食物，用以预防和治疗疾病、滋养身体、抗衰老等，在食用过程中，既要考虑体质，也要考虑它们的“配伍”。按照中药配伍的“七情”理论，药（食）物的配伍情况分为协同与拮抗两方面。协同方面包括相须、相使；拮抗方面包括相畏、相杀、相恶、相反。

相须配伍	同类药（食）物相互配伍使用，起到相互加强的作用。
相使配伍	一类药（食）物为主，另一类药（食）物为辅，使主要药（食）物功效得以加强。
相畏、相杀的配伍	一种药（食）物的副作用能被另一种药（食）物减轻或消除。
相恶配伍	一种药（食）物能减弱另一种药（食）物的功效。
相反配伍	两种药（食）物合用，可能产生不良反应，形成了药（食）物的配伍禁忌。

当我们了解自己体质后接着需知道药（食）物的性质，才能对证下药（食）物，因体质上分寒热、虚实，所以药（食）物也可按以下性质分类。

补泻性质

补性的药（食）物可以增强人的抵抗力，增加元气，适合虚弱体质者食用，而实证体质者服用则反易造成便秘，汗排不出，病毒积存于体内，引起高血压、发炎、中毒等不良症状。泻性药（食）物则可协助将病毒由体内排出，可改善实证体质者便秘、充血、发炎等症状，而体质虚弱者则可能会因食用过多而造成下痢，身体更虚弱，降低对病毒的抵抗力。

温凉性质

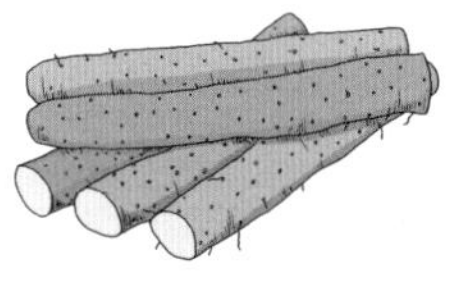

温性药（食）物可以使身体产生热能，增加活力，改善其衰退、萎缩、贫血之身体机能，若热性体质者食用则会产生兴奋过度或机能亢进，而造成失眠、红肿、充血、便秘之情形。而凉性药（食）物则可对精神有镇静效果，对身体有清凉及消炎之作用，可以改善已呈亢进之机能，消除不眠、肿胀、炎症等症状，若寒性体质者过度食用则会使寒证及贫血之症加重。

第二章

药食同源品种介绍

国家卫生健康委员会公布了《按照传统既是食品又是中药材的物质目录》，本章对这些常用的药食同源品种及其功效、用法进行介绍。

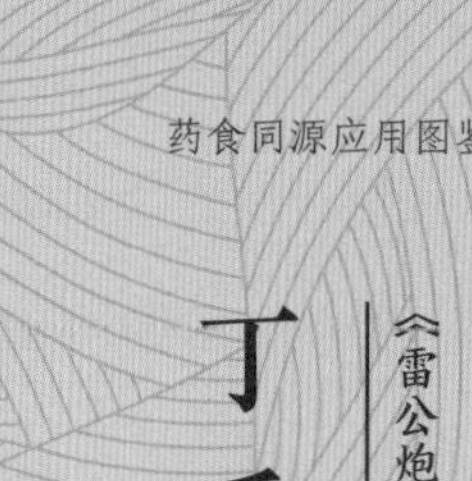

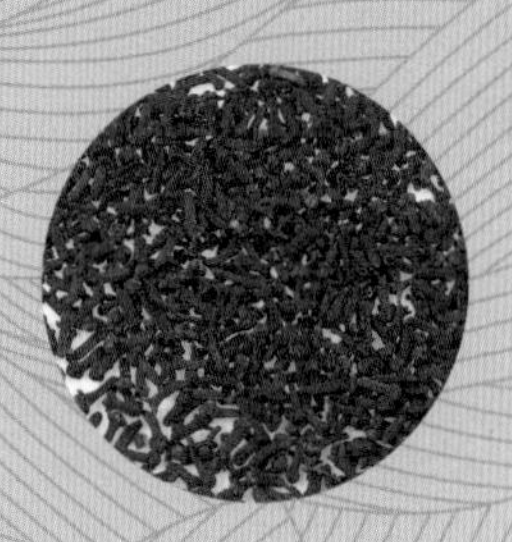

【来源】植物丁香的干燥花蕾，也被称为“公丁香”。主要产自坦桑尼亚、马来西亚、印度尼西亚。国内主产于广东、海南等地。一般在九月到次年三月，花蕾由红转绿时采收。

【辨别选购】个大、饱满、鲜紫棕色、香气强烈、油多者为佳。

【性味归经】辛，温；归脾、胃、肺、肾经。

【功能主治】温中降逆，散寒止痛，温肾助阳。用于脾胃虚寒，呃逆呕吐，食少吐泻；心腹冷痛；肾虚阳痿，宫冷。

【用法用量】煎服，1 ~ 3 克。外用适量。

【食用禁忌】热证及阴虚内热者忌用。

中医应用

胃寒呕吐、呃逆

本品辛温芳香，暖脾胃而行气滞，有降逆止呕、止呃之功，是治疗胃寒呕逆的主要药材，常与柿蒂、党参、生姜等同用，治虚寒呕逆。

脘腹冷痛

本品温中散寒止痛，可用治胃寒脘腹冷痛，常与延胡索、五灵脂、橘红等同用。

阳痿、宫冷

本品性味辛温，入肾经，有温肾助阳起痿之功，可与附子、肉桂、淫羊藿等同用。

现代研究

内服能够促进胃液分泌，增强消化能力，减轻恶心呕吐，缓解腹部气胀；水提物、醚提物有镇痛抗炎作用；丁香酚有抗惊厥作用；丁香煎剂对大肠、埃希菌、志贺菌属、伤寒杆菌等有抑制作用，并有一定的杀螨作用；有抗血栓、腹泻和抗缺氧等作用。

可治疗小儿腹泻、牙痛、腮腺炎、急性肠胃炎、乙型病毒性肝炎、头痛、妊娠呕吐、口腔溃疡等。

常用方剂推荐

小儿腹泻
丁香 1.5 克，肉桂 3 克，一起磨成细末，用凉开水调成糊状，贴到肚脐上。

牙痛
丁香、厚朴各 6 克，薄荷 3 克，用不超过 60°C的温开水浸泡 20 分钟，滤去药渣后含漱。

腮腺炎
丁香油 4 毫升，调和三七粉 2~3 克成糊状，外敷。

呃逆
丁香 6 克，郁金、旋覆花（包煎）各 12 克，柿蒂 6 个，代赭石（包煎）15 克，水煎服。

呃逆
止呃散：丁香 8 克，制半夏 8 克，地龙 8 克，神曲 16 克，研磨成散，每次 6 克，每 4 小时服一次，用生姜茶送服，呃止药停。一般用药不可超过 6 次。

食疗养生法推荐

丁香山楂煮酒

功效
该药酒具有开胃消食、温中降逆止呕的功效，用于治疗感寒腹痛、腹胀、吐泻等症。

制作材料
黄酒 50 毫升，丁香 2 粒，山楂 6 克。

制作方法
1. 将黄酒放在瓷杯中。
2. 在瓷杯中加入丁香、山楂。
3. 将瓷杯放在蒸锅中加热，蒸炖 10 分钟，趁热饮酒。

禁忌：热病及阴虚内热者忌服。

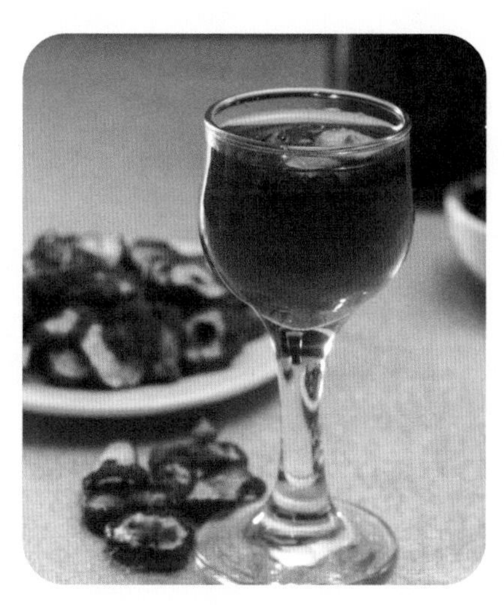

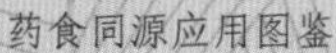

小茴香

《新修本草》

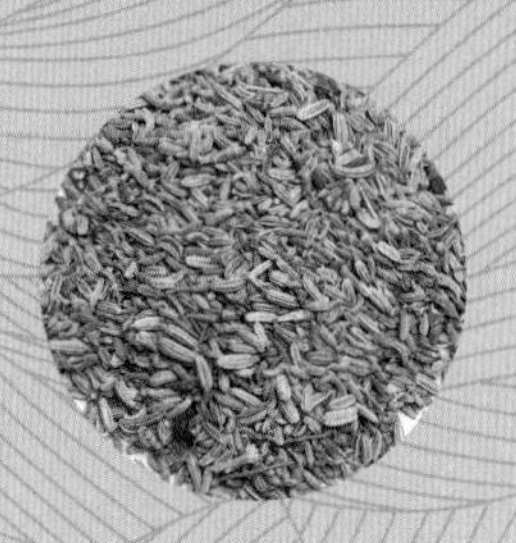

【来源】植物茴香的成熟干燥果实，全国各地都有种植，秋季采收植株，晒干。

【辨别选购】以粒大饱满、色黄绿、香气浓厚、无杂质者为佳。

【性味归经】辛，温；归肝、肾、脾、胃经。

【功能主治】散寒止痛，理气和胃。用于寒疝腹痛，睾丸偏坠，痛经，少腹冷痛，脘腹胀痛，食少吐泻。

【用法用量】煎服，3 ~ 6 克。外用适量。

【食用禁忌】热证及阴虚火旺者禁服。

中医应用

寒疝腹痛、睾丸偏坠

可配橘核、荔枝核等。

脘腹冷痛

可配吴茱萸等。

食少吐泻

小茴香有调中醒脾之功，能开胃进食，故可用于胃寒呕吐、食欲减退之症。

现代研究

实验表明，小茴香能够促进肠蠕动，对刺激性腹泻有止泻作用。小茴香有雌激素作用，可增强输卵管，子宫内膜，子宫肌层、皮层及卵巢功能。小茴香的热水提取物可使血压显著降低而不影响心率和呼吸频率。小茴香的水溶性类黄酮有很好的抗突变作用和促进 DNA 修复的能力。

可治疗小儿脐周痛、十二指肠溃疡等。

常用方剂推荐

阴寒性少腹疼痛、疝气

暖肝煎《景岳全书》：枸杞子 9 克，小茴香、乌药、当归、茯苓各 6 克，肉桂、生姜、沉香各 3 克。水煎服。

溃疡病属虚寒者

小茴香、香附、白芷各 10 克，乌贼骨、炒田七粉各 15 克，延胡索 12 克，大黄 6 克。共研为细末，装入 1 号空心胶囊内，每日服 3 次，每次用温开水送服 3 粒，空腹时服。不但可止酸、止痛，而且有助于溃疡的愈合。

治寒疝、睾丸偏坠胀痛

小茴香、柴胡各 10 克，荔枝核 32 克，青皮、赤芍各 8 克，延胡索、川楝子（炒香）、川厚朴各 12 克，橘核 20 克，昆布 15 克（先洗去盐分），蜜枣 3 枚。水煎服，饭后服，每日 2 次。

食疗养生法推荐

茴香酒

功效

具有开胃进食、理气散寒、有助阳道的功效，可用于食欲减退、腹部冷痛、疝气疼痛、睾丸肿痛、脘腹胀满作痛等症。

制作材料

白酒 50 毫升，小茴香 20 克。

制作方法

1. 将小茴香放入容器中。
2. 加入白酒浸泡 7 日。
3. 过滤去渣，饮用即可。

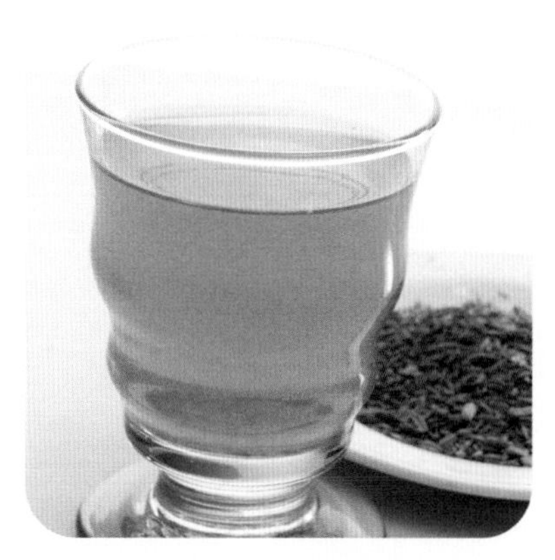

禁忌：热病及阴虚内热者忌服。

小蓟

《名医别录》

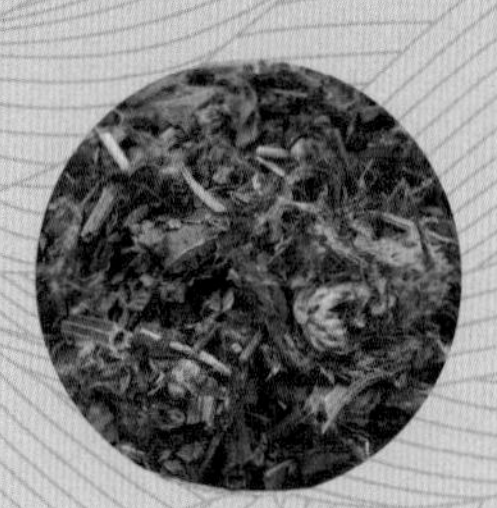

【来源】植物刺儿菜的干燥地上部分。全国各地区都有生产，夏秋季节开花时采集，晒干，生用。

【辨别选购】以叶多、色绿者为佳。

【性味归经】甘、苦，凉；归心、肝经。

【功能主治】凉血止血，祛瘀消肿，解毒。用于衄血、吐血、血淋、尿血、便血、崩漏下血、外伤出血、痈肿疮毒。小蓟炭偏于止血。

【用法用量】煎服，5 ~ 12 克。外用适量，捣碎敷。

【食用禁忌】脾胃虚寒而无瘀滞者忌服。

中医应用

用于血热出血证

小蓟寒凉而入血分，主治血热妄行之出血症，咯血、衄血、吐血、便血、崩漏等均可应用。常与大蓟相须为用。小蓟兼能利尿通淋，尤善治尿血、血淋，可单味应用，也可配伍生地、滑石、山栀、淡竹叶等。

用于热毒痈肿

小蓟既能清热解毒，又能散瘀消肿，可用治热毒疮疡初起肿痛之证。

现代研究

小蓟可以收缩血管，增加血小板数量，加速止血。

可治疗顽固性失眠、高血压等。

常用方剂推荐

利尿通淋

生地黄、小蓟、滑石、木通、蒲黄、藕节、淡竹叶、当归、山栀子、甘草各 9 克。水煎服。

细菌性痢疾

小蓟全草 50 克，洗净晒干，加水适量，煎取药汁 100 毫升。成人每次 50 毫升，小儿酌减，隔日 1 剂，共服 3 次。

治下焦结热，尿血成淋

生地黄、小蓟、通草、滑石、山栀子、蒲黄（炒）、淡竹叶、当归、藕节、甘草各等分。上㕮咀，每服 15 克，水煎，空心服。

食疗养生法推荐

小蓟焖田螺

功效

清热、解毒、利尿，既可清热利尿，又能抑制炎症，可用于肾炎的治疗，保护肾脏。

制作材料

小蓟、姜、田螺、花椒若干，食用油、料酒、酱油、盐各适量。

制作方法

1. 小蓟洗净切成小段备用；姜切成细丝备用。
2. 田螺吐沙干净后，用刀背将田螺尖砸掉。
3. 锅烧热，放油，加入花椒炒出香味后加入小蓟，再加入田螺，放入姜丝、料酒、酱油、盐翻炒一下，加水。
4. 小火焖 15 分钟，起锅盛入盘中，用针挑出田螺肉即可食用。

禁忌：脾胃虚寒者禁用。

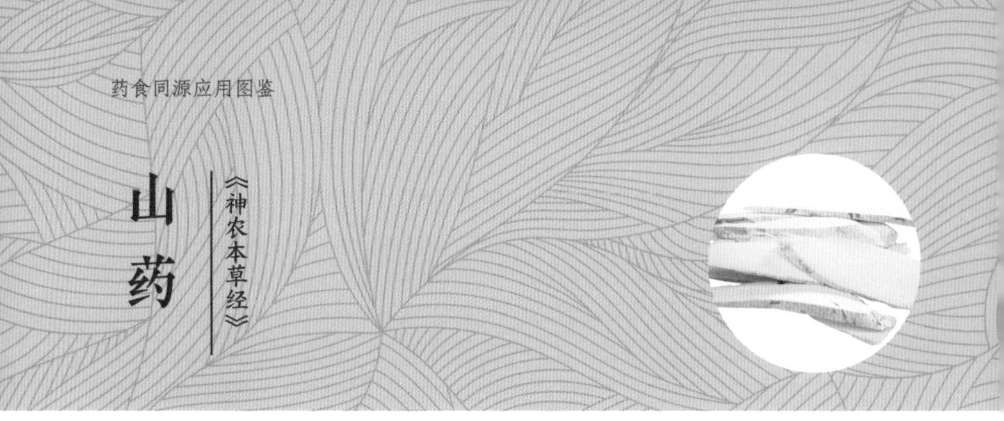

山药

《神农本草经》

【来源】为薯蓣的根茎。主要在河南和长江以南等地生产种植。以前普遍认为河南怀庆府产的山药品质最好，因此有“怀山药”一说。采挖后，切厚片，生用或者麸炒用。

【辨别选购】以质坚实、粉性足、色白者为佳。

【性味归经】甘，平；归脾、肺、肾经。

【功能主治】补脾养胃，生津益肺，补肾涩精。用于脾虚食少，久泻不止，肺虚喘咳，肾虚遗精，带下，尿频，虚热消渴。麸炒山药补脾健胃，用于脾虚食少、泄泻便溏、白带过多。

【用法用量】煎服，15 ~ 30 克；麸炒能增强补脾止泻的功效。

【食用禁忌】湿盛中满或有实邪、积滞者慎服。

中医应用

肾虚

山药能补肾气，滋养肾阴。对肾虚导致的腰膝酸软、夜晚尿多和遗尿、早泄滑精有效；也适用于女子带下清稀以及肾阴虚导致的消瘦等症。

肺虚

山药可以补肺气、滋肺阴，适用于肺虚咳喘。

脾虚

山药性味甘平，可滋养脾阴，适用于消瘦乏力、食少的患者。含有较多营养成分又好消化，可以制成食品长期服用，对慢性久病者和病后虚弱者都是好的调理品。

现代研究

经检验，山药有助消化、降血糖和抗氧化的作用。

对于婴幼儿消化不良、泄泻，小儿秋季腹泻、湿疹有一定治疗作用。

常用方剂推荐

祛湿止带

白术、山药各 30 克，人参 6 克，白芍 15 克，车前子 9 克，苍术 9 克，甘草 3 克，陈皮 2 克，黑芥穗 2 克，柴胡 2 克。水煎服。

治噤口痢

干山药一半炒黄色，一半生用。研为细末，米饮调下。

治痰气喘急

生山药捣烂半碗，入甘蔗汁半碗，和匀，炖热饮之。

食疗养生法推荐

山药炖羊肉

功效

山药健脾养胃、滋肾益精，羊肉性温滋补。冬季常饮此汤，不仅可以增加人体热量、抵御寒冷，而且能增加消化酶、保护胃壁、修复胃黏膜、帮助脾胃消化，起到抗衰老的作用。

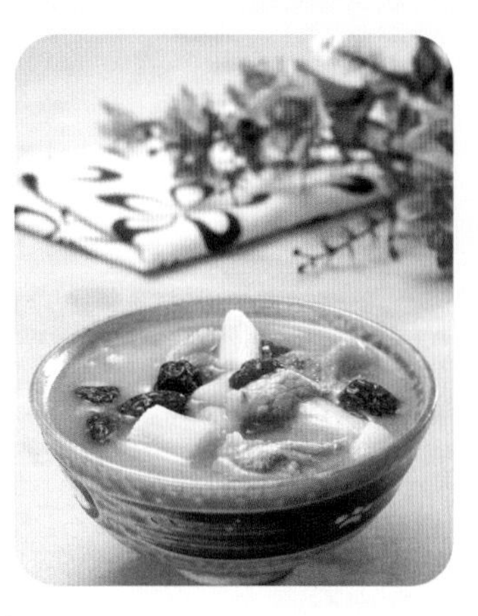

制作材料

羊肉 300 克，山药 100 克，枸杞子、红枣各 25 克，姜、食盐、料酒、清水、花生油各适量。

制作方法

1. 将羊肉洗净切块，放入开水锅汆一下捞出。
2. 山药去皮洗净，切成滚刀块，姜切片，红枣、枸杞子洗净。
3. 炒锅注油烧热，下姜片爆锅，投入羊肉煸炒。
4. 放入山药、枸杞子、红枣及适量清水，大火烧开。
5. 加食盐、料酒，改小火烧至熟烂，调好味，出锅即成。

禁忌：适量食用，热病及阴虚内热者慎服。

山楂

《新修本草》

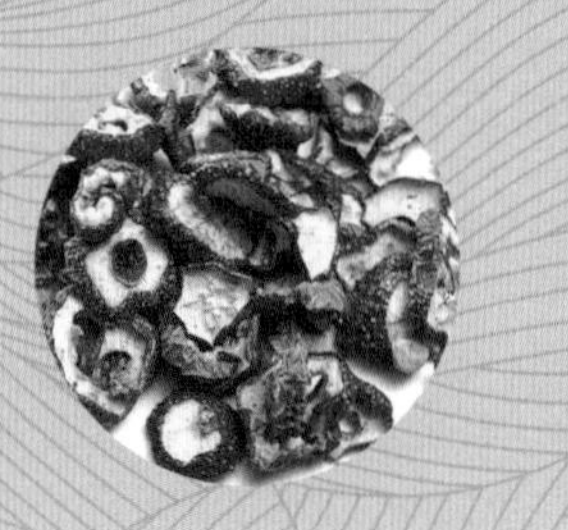

【来源】植物山里红或山楂的成熟果实。主要产地是河北、河南、山东等。秋季果实成熟时采收，切片，晒干。炒用或生用。

【辨别选购】以片大、皮红、肉厚、干燥者为佳。

【性味归经】酸、甘，微温；归脾、胃、肝经。

【功能主治】消食健胃，行气散瘀，化浊降脂。用于肉食积滞，胃脘胀满；泻痢腹痛，疝气疼痛；瘀血经闭，产后瘀阻，心腹刺痛，胸痹心痛；高脂血症。山楂炭收敛，用于肠风下血。

【用法用量】煎服，10 ~ 15 克，大剂量 30 克。

【食用禁忌】孕妇、儿童、胃酸分泌过多者、病后体虚及患牙病者不宜食用。

中医应用

饮食积滞

本品善消食化积，能治各种饮食积滞，为消化肉食积滞之要药。

食肉不消

以单味煎服。

加强消食化积之功

配莱菔子、神曲等。

行气消滞，治积滞脘腹胀痛

配木香、青皮。

泻痢腹痛、痛经

本品能行气散结止痛，炒用能止泻止痢。又因其能活血化瘀止痛，可用于瘀阻胸腹痛、痛经。

泻痢腹痛

可单用焦山楂，水煎服，或用山楂炭研末服，亦可与木香、槟榔配伍。

瘀滞胸胁痛

常配川芎、桃仁、红花等。

产后恶露不尽、痛经、经闭

可单用山楂加糖水煎服，亦可配当归、香附、红花。

现代研究

山楂含有脂肪酸能够促进消化；山楂具有降血脂作用；山楂黄酮、水解物或三萜酸有降压作用。山楂的降压机制，主要以扩张外周血管为主，也可能与胆碱作用或与中枢影响有关。

可治小儿厌食症、腹痛、消化不良。

常用方剂推荐

食滞胃脘证

山楂 180 克，神曲 60 克，陈皮、连翘、莱菔子各 30 克，半夏、茯苓各 90 克，共为末，水泛为丸，每服 6 ～ 9 克，温开水送下。亦可作汤剂，水煎服，用量按原方比例酌减。

脾虚食积证

炒白术 75 克，白茯苓 60 克，木香、酒制黄连、甘草各 22 克，人参 45 克，神曲、陈皮、砂仁、麦芽、山楂肉、山药、肉豆蔻各 30 克。共为细末，糊丸或水泛小丸，每服 6 ～ 9 克，温开水送下，每日 2 次。亦可作汤剂，水煎服。

食疗养生法推荐

山楂益母茶

功效

益母草、当归、山楂与红糖一起泡茶饮用，可以活血散瘀、安宫止痛，主治产后腹痛、恶露不尽或胞衣不下等。

制作材料

山楂 10 克，益母草 10 克，当归 6 克，红糖适量。

制作方法

1. 将山楂、益母草、当归切碎，放入茶包中。
2. 将茶包放入杯子中。
3. 冲入沸水，闷泡 15 分钟后，加入红糖拌匀，即可饮用。

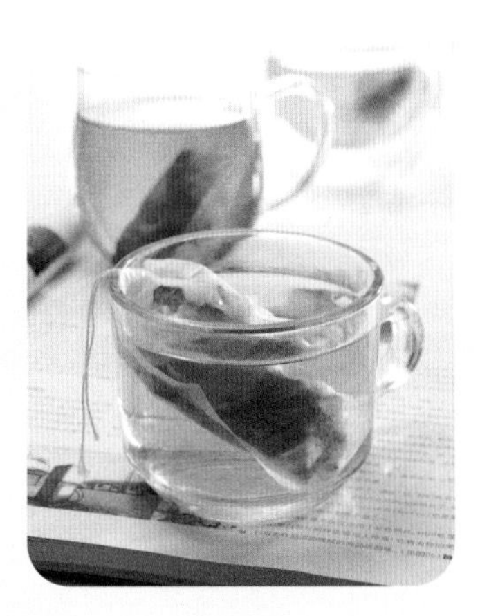

备注

每日一次即可达到理想效果。

马齿苋

《新修本草》

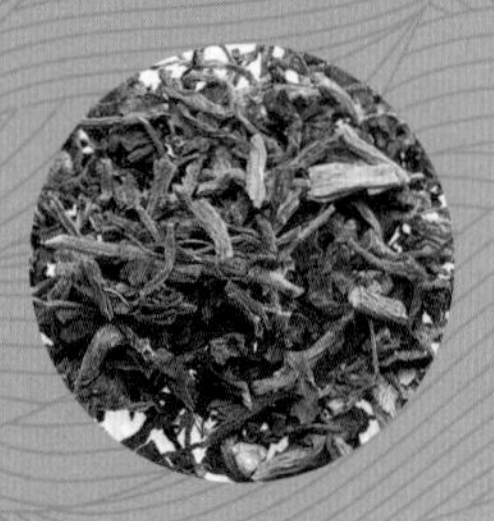

【来源】为马齿苋的干燥地上部分，大部分地区都有生产。夏秋采收，去除残根或杂质，鲜用或晒干用。

【辨别选购】以棵小、质嫩、叶多、色青绿者为佳。

【性味归经】酸，寒；归肝、大肠经。

【功能主治】清热解毒，凉血止血，止痢。用于热毒血痢，痈肿疔疮，湿疹，丹毒，蛇虫咬伤；便血，痔血，崩漏下血。

【用法用量】9 ~ 15 克。外用适量，捣敷患处。

【食用禁忌】孕妇慎服。

中医应用

崩漏，便血

马齿苋具有清热凉血、收敛止血的效果。可以捣成汁服用；也可以与地榆、槐角、凤尾等同用治疗大肠湿热、便血。

热毒血痢

马齿苋性寒质滑，能收敛，归大肠经，可清热解毒，是治疗痢疾的药物，水煎服即可。

热毒疮疡

马齿苋能够清热解毒、凉血消肿，可以用来治疗血热毒盛、痈肿疮疡，可煎服并外洗，新鲜的马齿苋可捣碎外敷。

现代研究

马齿苋的乙醇提取物对引起痢疾的杆菌、大肠埃希菌有明显的抑制作用；马齿苋的汁水能增强大肠蠕动，并有降低胆固醇和利尿的作用。

可用于治疗湿疹、毛囊炎、细菌性痢疾、急性肠胃炎、腹泻和外科感染等。

常用方剂推荐

治血痢

马齿苋两大握，粳米 60 毫升。上以水煮粥，不着盐醋，空腹食。

治产后血痢，小便不通，脐腹痛

生马齿苋，捣，取汁 60 毫升，煎一沸，下蜜一合调，顿服。

治小便热淋

马齿苋汁服之。

治赤白带下

马齿苋捣绞汁 60 毫升，和鸡子白一枚，先温令热，乃下苋汁，微温取顿饮之。不问老稚孕妇悉可服。

食疗养生法推荐

马齿苋白糖茶

功效

马齿苋为药食皆可的野菜，能清热解毒、凉血消肿，常用于热毒血痢、湿热型痢疾、肠炎腹痛等，茶叶清心解热，白砂糖润燥和胃，此茶对热毒血痢、便血等病症有辅助治疗作用。

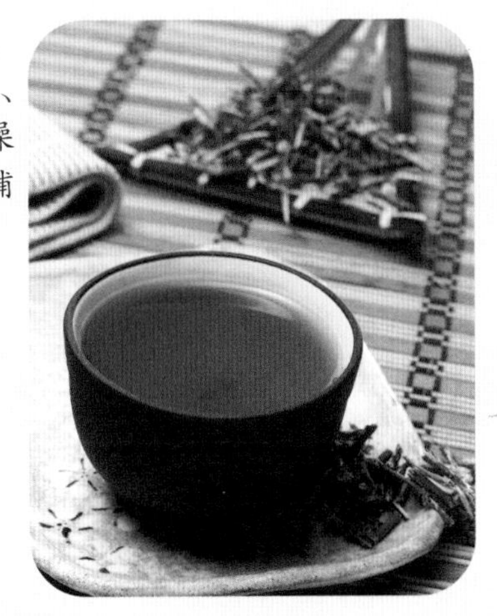

制作材料

马齿苋 50 克，白砂糖 40 克，茶叶 10 克。

制作方法

1. 将马齿苋、茶叶置于杯中。
2. 加入沸水冲泡 3 分钟。
3. 加入白砂糖调匀即可。

禁忌：脾胃虚寒、大便泄泻者忌用。

乌梅

《神农本草经》

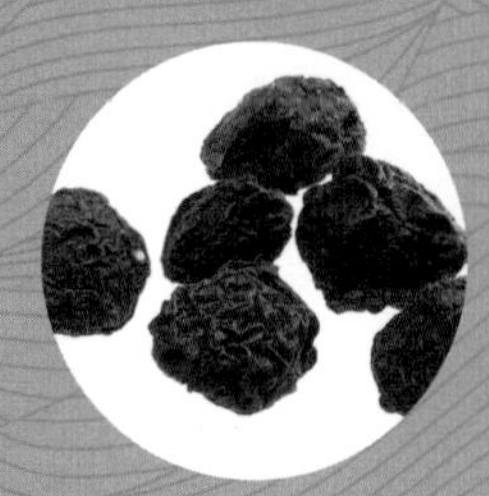

【来源】植物梅的果实，主要生产地是浙江、福建和云南。夏季果实快成熟时采摘，低温烘干。

【辨别选购】以个大、饱满、肉厚、核小、棕黑色、不破裂、不露核者为佳。

【性味归经】酸、涩，平；归肝、脾、肺、大肠经。

【功能主治】敛肺，涩肠，生津，安蛔。用于肺虚久咳，久痢滑肠，虚热消渴，蛔厥呕吐腹痛。

【用法用量】6 ~ 12 克。

【食用禁忌】患有实邪者忌服。

中医应用

久咳肺虚

乌梅味酸涩，可以入肺经，敛气止咳。可以应用于肺虚久咳、少痰或者无痰干咳的症状。

虚热消渴

乌梅酸而平，可以生津、止渴。

腹泻、痢疾

乌梅入大肠经，有涩肠止泻的作用，是治疗腹泻、痢疾的常用药。

现代研究

乌梅的水煎剂能够抑制一些致病性细菌和皮肤真菌；有促进胆汁分泌的作用；有增强机体免疫的功能。

乌梅可以治疗初期痔疮、急慢性肝炎、结肠炎、婴幼儿腹泻和胆囊炎症。

常用方剂推荐

止咳

一服散：阿胶2片，生姜10片，大乌梅2个，甘草3克，紫苏10叶，杏仁7个，大半夏3个，罂粟壳3个，上药用水250毫升，煎至150毫升，临卧时去渣服。

温脏驱蛔

乌梅丸：乌梅300枚，细辛180克，干姜300克，黄连480克，当归120克，附子180克，蜀椒120克，桂枝180克，人参180克，黄柏180克，蜜适量。乌梅用50%醋浸一宿，去核捣烂，和入余药捣匀，烘干或晒干，研末，加蜜制丸，每服9克，日服2～3次，空腹温开水送下；亦可作汤剂，水煎服，用量按原方比例酌减。

食疗养生法推荐

乌梅茶

功效

具有敛肺、涩肠、生津功效的乌梅搭配茶叶饮用，可起到生津止渴、敛肺止咳、涩肠止泻的作用。

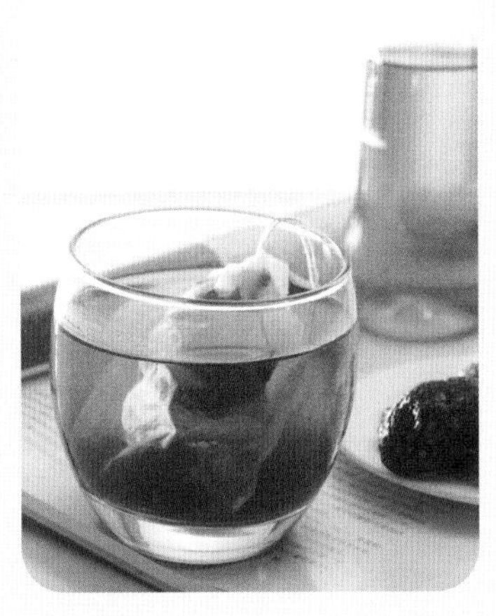

制作材料

乌梅3个，茶叶适量。

制作方法

1. 将乌梅、茶叶一起放入茶包中。
2. 将茶包放入茶杯中。
3. 冲入沸水，浸泡10分钟即可饮用。

备注

还可以将乌梅洗净，加入白砂糖，置瓦罐中捣烂后放入茶包中，冲泡饮用。

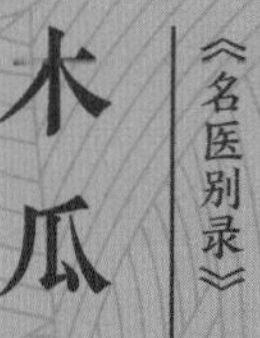

木瓜

《名医别录》

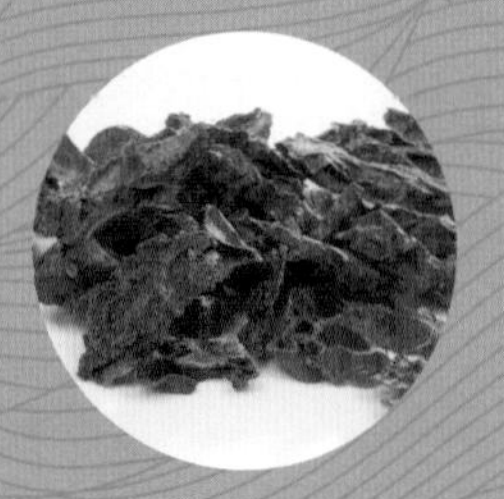

【来源】贴梗海棠的干燥近成熟果实。在我国主要产于安徽、四川、湖北、浙江等地。果实呈黄绿色时采摘。用沸水烫成灰白色，纵向对半切开，晒干。

【辨别选购】以外表面紫红色或红棕色，有不规则深皱纹，剖面边缘向内卷曲，果肉红棕色，中心部分凹陷，棕黄色为佳。

【性味归经】酸，温；归肝、脾经。

【功能主治】舒筋活络，和胃化湿。用于湿痹拘挛，腰膝关节酸重疼痛，暑湿吐泻，转筋挛痛，脚气水肿。

【用法用量】6 ~ 9 克。

【食用禁忌】湿热偏盛、小便淋闭者慎服。

《中医应用》

吐泻抽筋

木瓜味酸入肝，可以缓解痉挛和舒筋活络；性温入脾，化湿和胃，可止泄泻。

风湿痹证

木瓜味酸入肝，有益筋活络、去除湿痹的功效，因此经常用于缓解腰膝关节疼痛。

水肿脚气

木瓜性温，舒筋祛湿，是治疗脚气和水肿的常用药。

《现代研究》

木瓜有保肝作用；木瓜汁和木瓜的煎剂能够抑制肠道菌和葡萄球菌。

可用于治疗细菌性痢疾、小儿泌尿系统感染、急性病毒性肝炎等。

常用方剂推荐

筋急项强，不可转侧

木瓜煎：木瓜两个，去瓤取盖，没药 60 克，乳香 60 克，将没药和乳香放到木瓜中，盖紧，固定住，蒸三到四次，研成膏状。每服三五匙，地黄酒化下。

脚气

鸡鸣散：槟榔 7 枚，陈皮、木瓜各 30 克，吴茱萸 6 克，桔梗 15 克，生姜（和皮）15 克，紫苏茎叶 9 克，上药为粗末，分作八服。隔宿用水 750 毫升，慢火煎至 375 毫升，去滓，用水 500 毫升，煎滓，取 200 毫升。两次煎汁相和，安顿床头，次日凌晨 3 点到 5 点分二三次服。

食疗养生法推荐

木瓜银耳猪骨汤

功效

滋阴润燥、生津止渴。

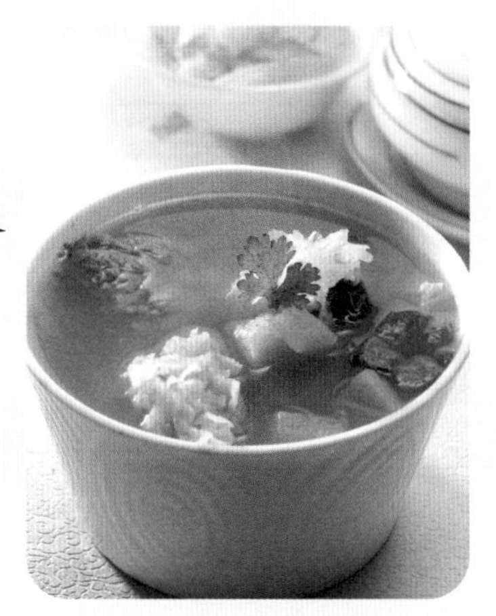

制作材料

木瓜 1 个（约 700 克，选颜色较青的），银耳 30 克，红枣 5 个，猪脊骨 750 克，清水、食盐、花生油各适量，生姜 2 ～ 3 片。

制作方法

1. 木瓜洗净，去皮、核，切块。
2. 银耳洗净，用清水泡发，并撕为小朵。
3. 红枣洗净，用清水浸泡片刻，去核。
4. 猪脊骨洗净，用刀背敲裂。
5. 所有主料与生姜一起放进瓦煲，加入清水 2500 毫升，武火煲沸。
6. 改为文火煲 2 小时，调入食盐和花生油即可。

备注

此量可供 3 ～ 4 人食用。

火麻仁

《神农本草经》

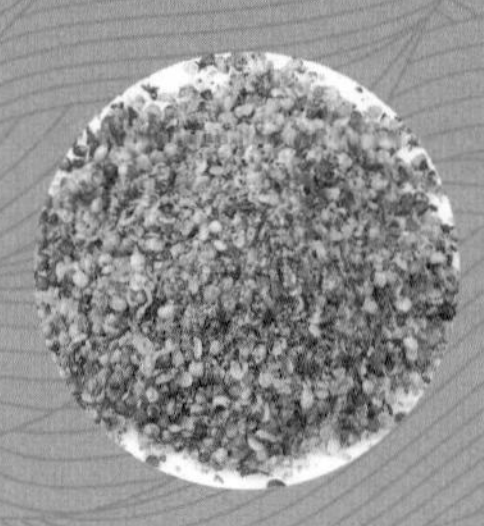

【来源】植物大麻的干燥成熟种子。全国各地均有种植，秋季果熟时采收，晒干。

【辨别选购】以种仁乳白色者为佳。

【性味归经】甘，平；归脾、胃、大肠经。

【功能主治】润肠通便。用于血虚津亏，肠燥便秘。

【用法用量】煎服，10 ~ 15 克，打碎入煎。

【食用禁忌】脾肾不足之便溏、带下者，肾虚阳痿、遗精者以及孕妇慎服。

中医应用

肠燥便秘

火麻仁甘平，质润，入大肠经，有润肠通便、滋阴补虚的作用，对老人、产妇和体弱津血不足的肠燥便秘症状有不错的效果。

现代研究

肠液呈碱性，遇到火麻仁会产生脂肪酸，增加肠壁蠕动，故有通便的作用。

可预防术后造成的大便干燥。

常用方剂推荐

治妇人月水不利，或至两三月、半年、一年不通者

桃仁 400 毫升，麻子仁 400 毫升，合捣，酒 400 毫升，渍一宿，一次服 200 毫升，日三夜一。

治产后血不去

火麻仁 200 克，捣，用 400 毫升酒渍一宿，明旦去滓，温服 200 毫升，先食服，不瘥，夜服 200 毫升。忌房事一月，将养如初产法。

治妊娠损动后腹痛：火麻仁200毫升，杵碎熬，以水4升，煮取汁，热沸，分为三四服。

治呕逆：火麻仁60毫升，熬，捣，以水研取汁，着少盐吃。

《食疗养生法推荐》

火麻仁猪瘦肉汤

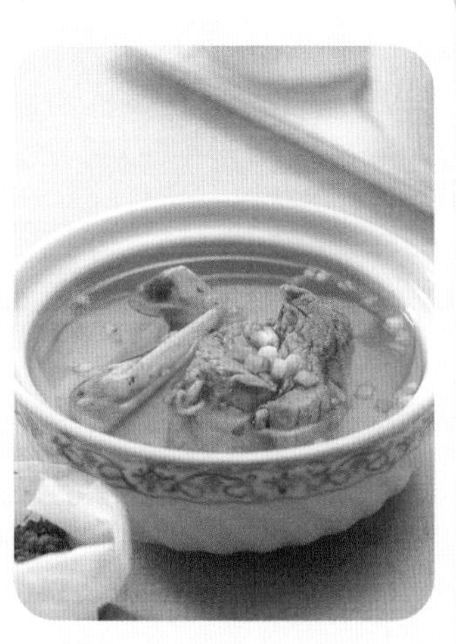

功效

能润肠通便、滋养补虚，十分适合冬燥之时进补。

制作材料

火麻仁30克，猪瘦肉400克，清水、小葱花、食盐适量，生姜3片。

制作方法

1. 火麻仁洗净，用文火炒至爆裂，凉后打碎，去壳，放进煲汤袋内。
2. 猪瘦肉洗净，不用切。
3. 所有主料与生姜一起放进瓦煲内，加入清水2500毫升（约10碗清水量），武火煲沸。
4. 改为文火煲约2小时，撒入小葱花和食盐即可。

备注

此量可供3～4人食用。

代代花

《开宝本草》

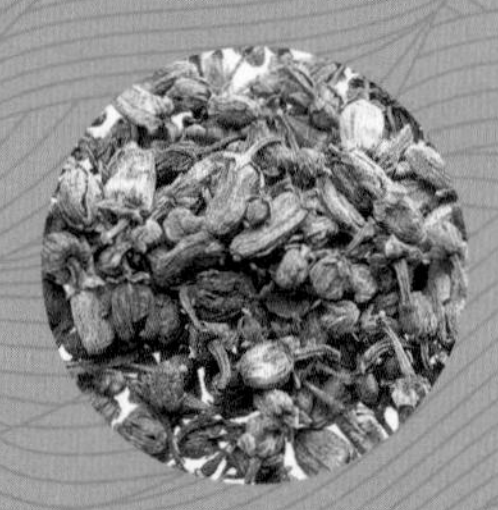

【来源】植物代代花的果实（干燥花蕾）。主要产地是湖南、湖北、江西等。5～6月采收，低温干燥。

【辨别选购】气香，味微苦。以干燥、色黄白、香气浓郁、无破碎者为佳。

【性味归经】甘、微苦，平；归肝、胃经。

【功能主治】疏肝，和胃，理气。用于胸中痞闷，脘腹胀痛，呕吐少食。

【用法用量】煎服，3～6克。

【食用禁忌】孕妇禁用。

中医应用

脘腹胀痛

代代花能够消食化滞、健脾和胃，与焦山楂、焦神曲、焦麦芽、焦槟榔、黄芩、化橘红、砂仁、枳壳、鸡内金、莱菔子配伍，可以治疗食欲不振、停食停乳、嗳气胀满、消化不良。

肝郁

代代花可以疏肝解郁、清肝泻火、养血调经，与白芍、佛手、郁金、玫瑰花、牡丹皮、川楝子、香附、当归、丹参、葛根、泽泻等同用，可以治疗肝郁所致的月经失调、痛经、乳房胀痛、不孕等症。

现代研究

代代花有抗菌、抗病毒、抗肿瘤、促胃肠动力和拟交感的作用。此外，它还有抗氧化、降血脂的功效。

可用于急性病和慢性心功能不全，有强心、利尿等作用。

常用方剂推荐

缓解胃痛，理肝气，开胃止呕

代代花 6 朵，砂仁 2 克，炙甘草 3 克，将代代花、砂仁、炙甘草放入锅中，加水煎煮，代茶饮。

消食化滞，健脾和胃。用于食欲不振、停食停乳、嗳气胀满、消化不良等症

焦山楂、焦神曲、焦麦芽、焦槟榔、黄芩、化橘红、砂仁、枳壳（麸炒）、代代花、鸡内金（炒）、莱菔子（炒），以上十一味，粉碎成细粉，混匀，过筛，每 100 克粉末加炼蜜 100 ～ 120 克制成大蜜丸，每日服一丸。

食疗养生法推荐

代代花茶

功效

消食，和胃止呕。

制作材料

代代花 3 克，水 200 毫升。

制作方法

1. 将代代花放入杯中。
2. 将沸水倒入杯中。
3. 浸泡 15 分钟，即可饮用。

备注

加点玫瑰花，口感更佳。

玉竹

《神农本草经》

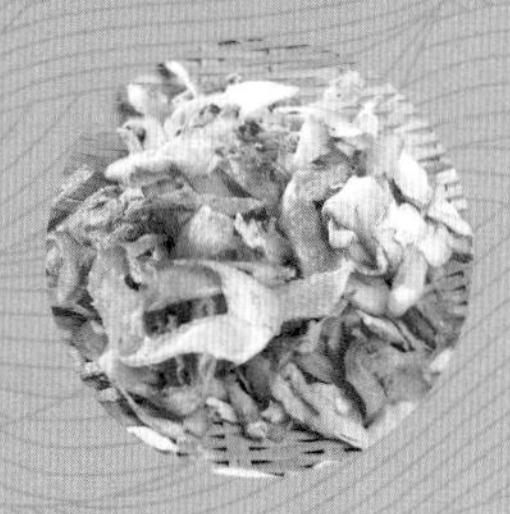

【来源】百合科植物玉竹的根茎。我国的主要产地是湖南、河南和江苏等。秋季采收，晒干，切片或切段用。

【辨别选购】以肥壮、色黄白、光润、半透明、味甜者为佳。

【性味归经】甘，微寒。归肺、胃经。

【功能主治】养阴润燥，生津止渴。用于肺胃阴伤，燥热咳嗽，咽干口渴，内热消渴。

【用法用量】6 ~ 12 克。

【食用禁忌】痰湿气滞者忌服；脾虚便溏者慎服。

中医应用

胃阴虚证

玉竹能清胃热还能养胃阴，对燥伤胃阴、口干、食欲不振有一定的功效。可以治因胃热伤津造成的消渴，与知母、石膏、天花粉共同使用，有清胃热生津的功效。

肺阴虚证

玉竹性甘可滋肺阴，微寒可清肺热，主要适用于肺热阴虚的干咳、声音嘶哑等症状。

现代研究

玉竹能够抑制结核分枝杆菌生长，降血糖、降血脂。

可用于冠心病、高血脂、高血压等。

常用方剂推荐

养阴益胃

益胃汤：沙参 9 克，麦冬 15 克，冰糖 3 克，生地黄 15 克，玉竹 4.5 克。水煎服。

滋阴

加减葳蕤汤：生葳蕤（玉竹）6～9 克，生葱白 2～3 枚，桔梗 3～4.5 克，白薇 1.5～3 克，淡豆豉 9～12 克，薄荷 3～4.5 克，炙甘草 1.5 克，红枣 2 枚。水煎服。

食疗养生法推荐

玉竹煲鸡

功效

养阴润燥、止渴生津。

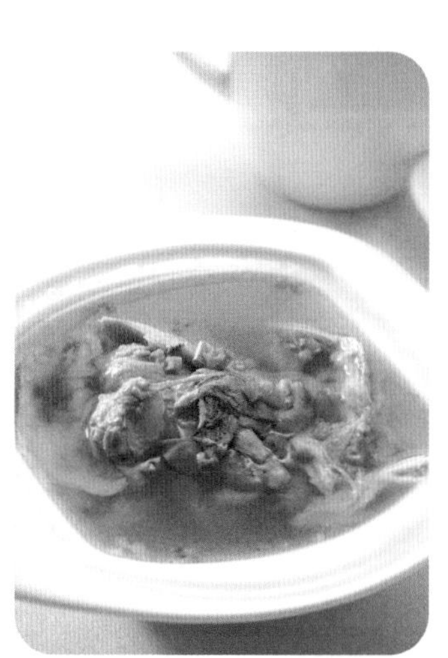

制作材料

玉竹 45 克，母鸡（最好选未下蛋的）1 只；食盐适量，生姜 3 片，清水 2500 毫升。

制作方法

1. 将玉竹洗净，用清水浸泡片刻。
2. 母鸡去脏杂和尾部，切块。
3. 所有主料与生姜一起放进瓦煲内，加入清水 2500 毫升，用武火煲沸。
4. 改为文火煲约 2 小时，调入食盐即可。

备注

鸡肉可捞起，拌入酱油佐餐用。此量可供 3 ～ 4 人食用。

甘草

《神农本草经》

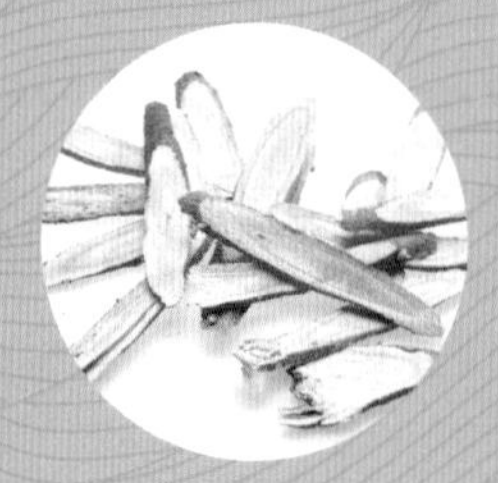

【来源】豆科植物甘草、胀果甘草或光果甘草的干燥根及根茎。主要产地是内蒙古、新疆和甘肃等。春秋采挖，去除根须，晒干。

【辨别选购】以外皮细紧、色红棕、质坚实、体重、断面黄白色、粉性足、味甜者为佳。

【性味归经】甘，平；归心、肺、脾、胃经。

【功能主治】补脾益气，清热解毒，祛痰止咳，缓急止痛，调和诸药。用于脾胃虚弱，倦怠乏力，心悸气短，咳嗽痰多，缓解药物毒性、烈性。

【用法用量】内服：煎汤，1.5 ~ 9 克，调和诸药用量宜小，作为主药用量宜稍大。外用：适量。

【食用禁忌】不宜与海藻、京大戟、红大戟、甘遂、芫花同用。

中医应用

咳喘

甘草有止咳、祛痰和平喘的作用，可用于治疗寒热虚实的咳喘。

心气不足

甘草能够补益心气，对心气不足导致的结代脉、心悸有效果。可与人参、生地黄等同用。

脘腹疼痛

甘草味甘可以止痛，对脘腹急痛（脾虚肝旺）或四肢挛急作痛（阴血不足）有效果。常以芍药、甘草为基础配药，治疗血虚、阴虚导致的脘腹、四肢疼痛。

脾虚之证

甘草味甘，可入中焦、补脾益气。甘草性平，作用和缓，适合做辅助药材。常常与白术、黄芪、人参等补脾益气的药一起用，用于治疗脾气虚弱。

现代研究

有抗溃疡、抑制胃酸分泌、缓解肠胃痉挛、止咳平喘的作用；有抗心律失常、抗病毒、抗菌、抗炎、抗过敏等功效。

可用于治疗慢性咽炎、痤疮、婴幼儿腹泻、消化道溃疡、手足癣等。

常用方剂推荐

补脾益气

炙甘草汤：炙甘草12克，生姜9克，桂枝9克，人参6克，生地黄50克，阿胶6克，麦冬9克，麻子仁9克，大枣30枚。水煎服。阿胶烊化，冲服。

脘腹、四肢急痛

芍药甘草汤：芍药12克，甘草12克，用水600毫升，煮取300毫升，去滓，分温再服。

伤寒痞证

甘草泻心汤：甘草12克（炙），黄芩9克，干姜9克，半夏9克（洗），大枣12枚，黄连3克，用2升水，煮取1.2升，去滓，再煎取600毫升。温服200毫升，一日三次。

食疗养生法推荐

甘草茶

功效

具有润肺止咳、泻火解毒功效的甘草与茶叶和食盐一起饮用，可治风火牙痛、结膜炎、感冒咳嗽等。

制作材料

甘草10克，茶叶5克，食盐3克。

制作方法

1. 将甘草、茶叶装入茶包中。
2. 将茶包放入杯中。
3. 冲入沸水浸泡15分钟，加入食盐搅匀，即可饮用。

备注

可以选用绿茶来搭配，效果更明显。

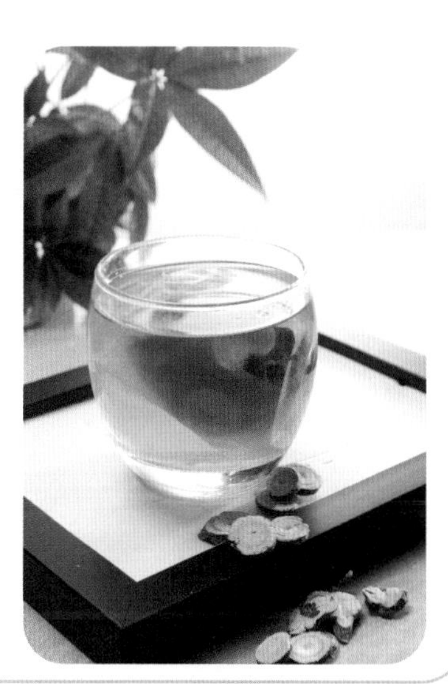

白芷

《神农本草经》

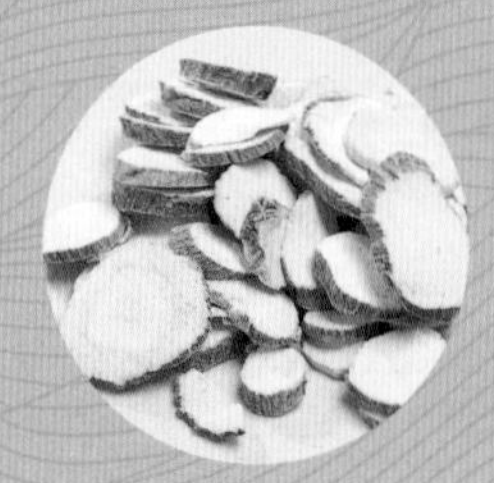

【来源】植物白芷或杭白芷的根。主要产地有河南（禹县）、河北、浙江、福建、四川等。夏秋采挖，除根去泥，晒干或低温干燥。

【辨别选购】以条粗壮、皮细、体重、粉性足、香气浓郁者为佳。

【性味归经】辛，温；归胃、大肠、肺经。

【功能主治】散风除湿，通窍止痛，消肿排脓。用于感冒头痛、眉棱骨痛、鼻塞、鼻渊、牙痛、带下、疮疡肿痛。

【用法用量】6 ~ 30 克，水煎服。

【食用禁忌】阴虚火旺之证不宜使用。

中医应用

头痛、牙痛

白芷性辛温能止痛，入足阳明胃经，多用于头痛、牙龈痛，并常与细辛、羌活等一同使用。

鼻塞

白芷可宣利肺气、升清气，有祛风、燥湿、散寒的功效，可通鼻窍而止疼痛，因此可以用来治疗鼻塞、流鼻涕，常与苍耳子、辛夷同用。

风寒感冒

白芷辛温，温可祛风解表，可以止痛、缓解鼻塞，经常与川芎、羌活、防风等散寒止痛药同用。

现代研究

水煎白芷可以抑制伤寒杆菌、志贺菌属、大肠埃希菌生长，因此有解热、镇痛、抗炎的作用；白芷中含有一种叫异欧前胡素的成分，其有降血压的功效。

可用于治疗慢性肠炎、痔疮、关节积水、肝炎等。

常用方剂推荐

头痛发热

川芎茶调散：川芎12克，白芷6克，羌活6克，细辛3克，防风4.5克，薄荷12克，荆芥12克，甘草6克。共为细末，每次6克，每日2次，饭后清茶调服；亦可作汤剂，水煎服，用量按原方比例酌减。

风寒感冒

九味羌活汤：羌活、防风、苍术各9克，细辛3克，川芎、白芷、生地黄、黄芩、甘草各6克。水煎服。若急汗，热服，以羹粥投之；若缓汗，温服之，而不用汤投之。

鼻窦炎（鼻渊）

苍耳子散：辛夷15克，苍耳子7.5克，香白芷30克，薄荷叶1.5克，上药晒干，研为细末，每服6克，食后用葱茶清调服。

食疗养生法推荐

当归白芷鲤鱼汤

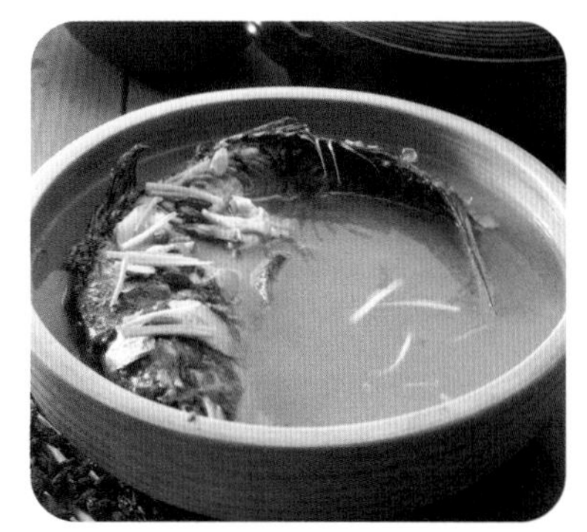

功效

具有通经活血、滋补肝肾、散风除湿、通窍止痛、消肿排脓的功效。

制作材料

白芷15克，黄芪12克，当归、枸杞子各8克，红枣4～5个，鲤鱼1条，生姜3片，清水2000毫升，食盐适量。

制作方法

1. 各药材洗净，稍浸泡且红枣去核。
2. 鲤鱼宰洗净，去肠杂等，置油镬慢火煎至微黄。
3. 一起与生姜放进瓦煲里，加入清水2000毫升。
4. 武火煲沸后，改为文火煲约1.5小时，调入适量食盐便可。

备注

以白芷为主配伍当归黄芪煲鲤鱼，对女士有滋补健体的作用。

白果 《本草纲目》

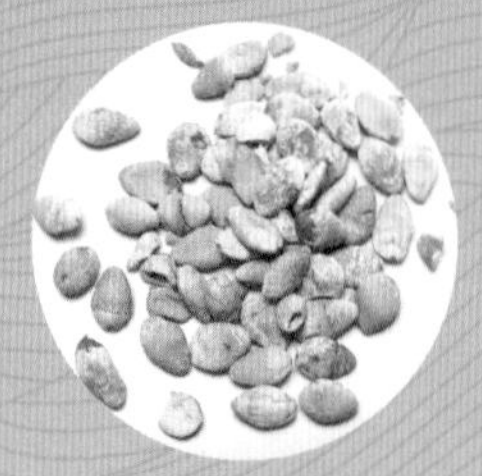

【来源】植物银杏的干燥成熟种子。我国的主要产地在广西、四川、山东、湖北、河南等。秋季采收，去除外皮，洗净后略蒸煮后烘干。用其种仁，炒用或者生用。

【辨别选购】以大小均匀、洁白、饱满、种仁不霉者为佳。

【性味归经】甘、苦、涩，平；有毒。归肺、肾经。

【功能主治】敛肺定喘，止带缩尿。用于痰多喘咳，带下白浊，遗尿，尿频。

【用法用量】煎服，5 ~ 10 克，用时捣碎。

【食用禁忌】禁生食，生食有毒。有实邪者忌服。本品有毒，不可多用，小儿尤当注意。过食白果可致中毒，出现腹痛、吐泻、发热、发绀以及昏迷、抽搐，严重者可呼吸麻痹而死亡。

中医应用

咳嗽痰多气喘

白果能敛肺止咳而定痰喘，适用于咳嗽气急较剧的症候，在临床上常与麻黄、甘草等药配伍，用治哮喘咳嗽等病症；如兼有肺热现象，可再加桑白皮、黄芩等清肺药。

白带、白浊及小便频数

白果长于固涩，故可止带浊、缩小便，常与芡实、莲子等同用。

现代研究

白果对结核分枝杆菌、皮肤真菌和多种细菌有一定的抑制作用；提取的乙醇溶液有祛痰的作用；银杏外种皮中的水溶性元素可以消除超氧自由基，具有抗衰老和抗过敏的作用。

可治疗痤疮、神经性头痛等。

常用方剂推荐

风寒咳喘

定喘汤：白果9克、麻黄9克、苏子6克、甘草3克、款冬花9克、杏仁4.5克、桑白皮9克、黄芩4.5克、半夏9克。水煎服，不拘时候，徐徐服。

哮喘咳痰

鸭掌散：麻黄4.5克，甘草6克（炙），白果4～5个，用水220毫升，煎至150毫升，临卧时温服。

清热止带

易黄汤：山药30克，芡实30克，黄柏6克，车前子3克，白果10枚，水煎服。

食疗养生法推荐

白果薏苡仁水

功效

有健脾利湿、清热排脓和祛风湿的功效，可辅助治疗脾虚泄泻、痰喘咳嗽、小便淋痛、水肿和糖尿病等疾病。

制作材料

白果8～12颗，薏苡仁50～60克，冰糖或白砂糖、清水适量。

制作方法

1. 白果去壳，洗净，用清水浸泡片刻。
2. 薏苡仁洗净，用清水浸泡片刻。
3. 所有主料一起放进瓦煲内，加入清水1500毫升，武火煲沸。
4. 改为文火煲约1.5小时，至白果、薏苡仁煮透后，加入冰糖或白砂糖即可。

备注

若糖尿病患者吃，就不加糖。此量可供1～2人食用。

白扁豆

《名医别录》

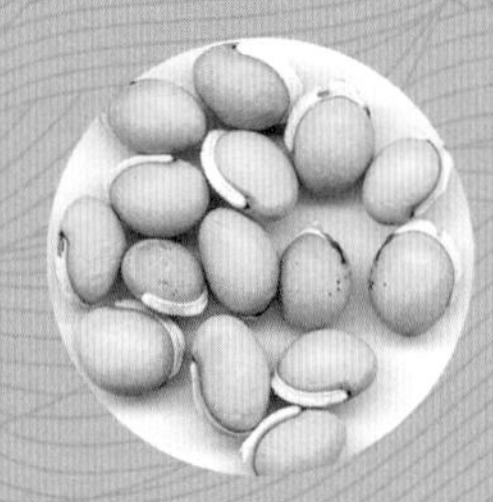

【来源】为豆科植物扁豆的成熟种子，我国的主要产地是江苏、河南、安徽等地。在秋季果实成熟后采收种子，晒干，生用或者炒用。

【辨别选购】以粒大、饱满、色白者为佳。

【性味归经】甘，微温；归脾、胃经。

【功能主治】健脾化湿，和中消暑。用于脾胃虚弱、食欲不振、大便溏泄、白带过多、暑湿吐泻、胸闷腹胀。炒白扁豆健脾化湿，用于脾虚泄泻、白带过多。

【用法用量】9 ～ 15 克，煎服。

【食用禁忌】尚不明确。

中医应用

暑湿吐泻

夏热湿多，容易导致脾胃不和、吐泻，白扁豆可以健脾化湿。暑湿带热者，可将白扁豆与荷叶、滑石等消暑中药同用；暑热贪凉者，外寒内湿，可以与散寒、化湿药配伍，如藿香、厚朴等。

脾气虚证

白扁豆能健脾化湿，性温和，对脾虚湿滞导致的少食、便溏或泄泻有一定的功效，和白术、芡实、苍术配伍，健脾祛湿效果明显。

现代研究

白扁豆的水提物有抗病毒的功效；对因食物中毒而引起的呕吐有解毒作用；白扁豆中能提取出一种叫血球凝集素 B 的物质，可以溶于水，也可以降低胰蛋白酶活性。

可用于夏季暑热吐泻、白带过多、食欲降低等。

常用方剂推荐

健脾止泻

莲子肉、薏苡仁各9克，砂仁、桔梗各6克，白扁豆12克，白茯苓、人参、白术、山药各15克，甘草（炙）10克。上为细末。每服6克，枣汤调下。小儿量岁数加减服之。

食疗养生法推荐

白扁豆粥

功效

这款养生粥软糯可口、营养丰富，可健脾养胃、清暑止泻，对脾虚腹胀、慢性泄泻、疰夏等有辅助治疗作用。

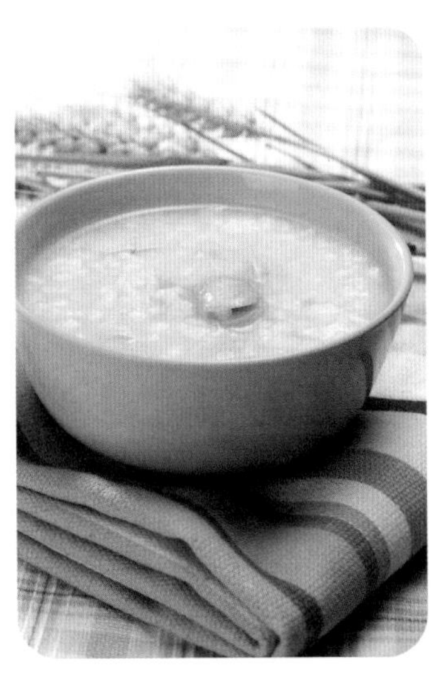

制作材料

粳米200克，白扁豆100克，清水适量。

制作方法

1. 将粳米淘洗干净，白扁豆洗净。
2. 锅内添适量清水，放入粳米用大火煮开，再转小火熬煮成粥。
3. 放入白扁豆，煮至白扁豆熟烂即可食用。

禁忌：体寒气虚、咳嗽咽痛的人不适宜吃。

白扁豆花

《本草纲目》

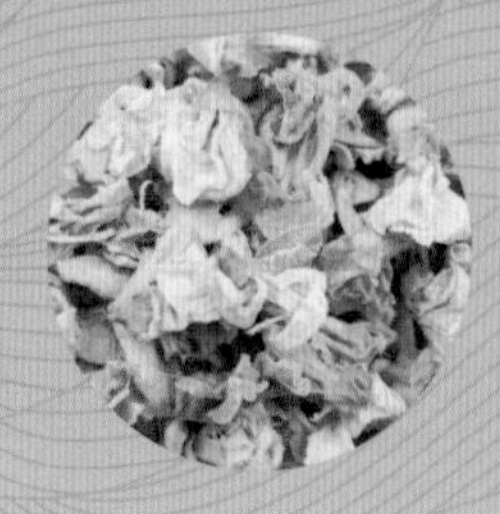

【来源】植物扁豆的干燥花。全国各地均有栽种。7～8月间采收未完全开放的花，晒干或阴干。

【辨别选购】气微香，味淡。以朵大、色白、干燥者为佳。

【性味归经】甘，平；归脾、胃、大肠经。

【功能主治】解暑化湿，和中健脾。用于夏伤暑湿，发热，泄泻，痢疾，赤白带下，跌打伤肿。

【用法用量】煎服，3～9克；亦可研末、捣汁。

【食用禁忌】阴虚血热者忌服。

中医应用

健脾化湿

白扁豆花性平味甘，对于脾胃有着很好的保健效果。将白扁豆花泡水喝，能够很好地起到健脾化湿的功效，特别是对大便溏泻以及食欲不振、腹胀胸闷等症状有非常不错的疗效。

化湿消暑

夏日暑湿伤中，脾胃不和，易致吐泻。白扁豆花能健脾化湿以和中，且性味平和，无温燥助热伤津之弊，故可用于暑湿吐泻。

现代研究

本品可抑制宋氏志贺菌、福氏志贺菌生长；有抗菌消炎、抗病毒、调节免疫力的作用。

可用于细菌性痢疾等。

常用方剂推荐

治泻痢

白扁豆花正开者，择净勿洗，以滚汤汆过，用此水和面，用小猪脊肉、葱一根、胡椒、酱汁做馅，包作小馄饨，煮熟后食用。

治妇人白崩

白扁豆花（紫者勿用）焙干为末，煮米粥时放入少许，空腹服用。

食疗养生法推荐

白扁豆花粥

功效

健脾利湿止泻。适用于脾虚湿盛的腹泻者。

制作材料

干扁豆花 10 ~ 15 克，粳米 100 克。

制作方法

1. 粳米淘洗干净。
2. 粳米放入锅中，大火烧开。
3. 加入干扁豆花，小火继续煮成粥即可。

备注

可以将开得正盛的白扁豆花打成汁后煮粥，代替干扁豆花。

龙眼肉

《神农本草经》

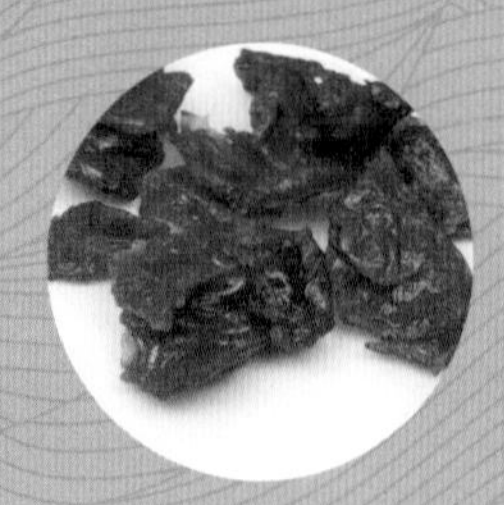

【来源】植物龙眼的假种皮，我国主要产地在广东、福建、广西及台湾等热带和亚热带地区。在夏秋季节，果实成熟时采收，去壳和核，晒干。没晒干的新鲜龙眼肉就是我们说的桂圆。

【辨别选购】以肉厚、质细软、个大、色棕黄、半透明、味浓甜者为佳。

【性味归经】甘，温；归心、脾经。

【功能主治】补益心脾，养血安神。用于气血不足、心悸怔忡、健忘失眠、血虚萎黄。

【用法用量】9 ~ 15 克，煎服。

【食用禁忌】内有停饮、痰水及湿滞中满者慎服。

中医应用

主要用于失眠健忘、少食体乏、脾气虚弱、崩漏便血等症状。

现代研究

从龙眼肉中提取的物质检测出具有增强体质的成分。

可缓解健忘，可补血、促进睡眠。

常用方剂推荐

补血健脾

归脾汤：白术、白茯苓、黄芪、龙眼肉、酸枣仁各 18 克，人参、木香各 9 克，甘草 6 克，当归、远志各 3 克。加生姜、大枣，水煎服。

益气安神

玉灵膏：龙眼肉和西洋参粉，10 比 1 的比例调配，入锅蒸，开水冲调饮用。

《食疗养生法推荐》

桂圆猪心汤

功效

补血益气、静心安神等。

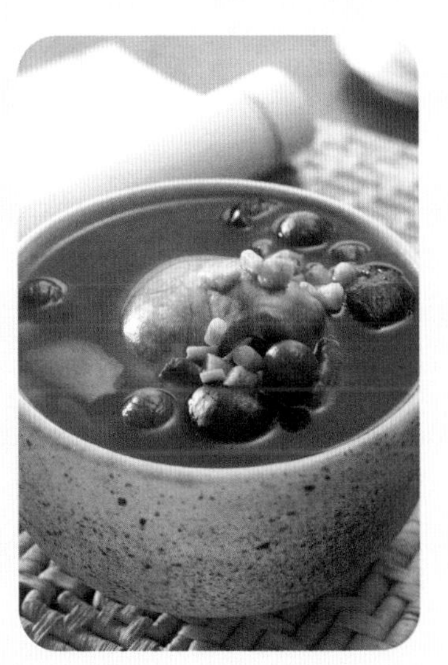

制作材料

猪心 500 克，桂圆 50 克，西洋参 10 克，红枣 6 个，食盐、清水适量。

制作方法

1. 猪心洗干净，去掉肥油，切成片；再把红枣、桂圆、西洋参洗干净，把红枣去核。
2. 猪心片放入开水锅中汆水，2 ~ 3 分钟后捞出来，沥干水分。
3. 猪心片、桂圆、红枣、西洋参等所有材料一起放入煲内，加入适量清水，用大火煮沸后，转成文火煲 2 小时，加入适量的盐进行调味，桂圆猪心汤就做好了。

禁忌：患有高胆固醇的人不适宜食用桂圆猪心汤。

决明子

《神农本草经》

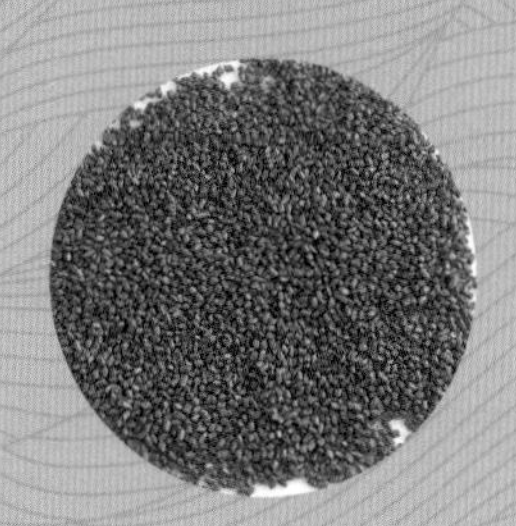

【来源】植物决明的成熟种子。我国主要产地在安徽、浙江、广东、广西和四川等地。秋季果实成熟后采收，晒干收集种子，去除杂质。

【辨别选购】外观为马蹄形小颗粒，以颗粒均匀、饱满、色绿棕者为佳。

【性味归经】甘、苦、咸，微寒；归肝、大肠经。

【功能主治】清热明目，润肠通便。用于目赤涩痛、羞明多泪、目暗不明、头痛眩晕、大便秘结。

【用法用量】煎服，10 ~ 15 克；用于润肠通便时，不宜久煎。

【食用禁忌】气虚便溏者不宜用。

中医应用

肝火上扰，或风热上壅头目

决明子既能清泄肝胆郁火，又能疏散风热，为治目赤肿痛要药。青盲内障，多由肝肾不足所引起，决明子清肝而明目，常与补养肝肾药同用，如沙苑蒺藜、女贞子、枸杞子、生地等。风热者，常配蝉衣、菊花；肝火者，常配龙胆草、黄芩、夏枯草等。

高血压

近年来临床上常用于治疗肝阳上亢型高血压病呈现头晕目眩等症候者，并常与钩藤、生牡蛎等同用。此外，决明子还有润肠通便的作用，能治疗大便燥结。

现代研究

将决明子放在水里浸泡，得到的液体可检测出含有降血压的物质；对皮肤真菌有一定的抑制作用。

可用于真菌性阴道炎、高脂血症等。

常用方剂推荐

视物昏暗，迎风流泪

决明子散：决明子、地肤子、细辛、白芷、桂心、车前子各 90 克，柏子仁 60 克，防风 60 克（去芦头），川椒 120 克（去目及闭口者，微炒去汗），上药捣细罗为散。每服 6 克，空腹及晚食前以温酒调下。

治虚热眼暗

镇肝决明丸：决明子 90 克，地肤子 60 克，茯苓、远志、青葙子各 45 克，茺蔚子、蔓荆子、薯蓣各 45 克，玄参、车前子各 60 克，地骨皮、柏子仁、大黄各 45 克，细辛 30 克，人参 45 克，黄芩 45 克，甘草 30 克，黄连 75 克，防风 45 克，上捣为丸，如梧桐子大。每次 20 丸，用米饮送下，渐加至 40 丸。

补肝明目

决明子 200 毫升，蔓荆子 400 毫升，以酒 1 升煮，曝干为末。每饮服 6 克，温水下，日二服。

目赤肿痛

决明子炒研，茶调敷两太阳穴，干则易之，一夜即愈。

食疗养生法推荐

决明子茶

功效

决明子茶能祛风散热、清肝明目、润肠通便，对虚火上炎、目赤肿痛、头痛、视物模糊、大便燥结等症及高血压病疗效甚佳。

制作材料

决明子 20 克。

制作方法

1. 将决明子用小火炒黄，装入茶包中。
2. 将茶包放入杯子中，冲入适量沸水。
3. 闷泡 10 分钟，取出茶包，即可饮用。

备注

还可以加入枸杞子、菊花一起泡茶饮用。

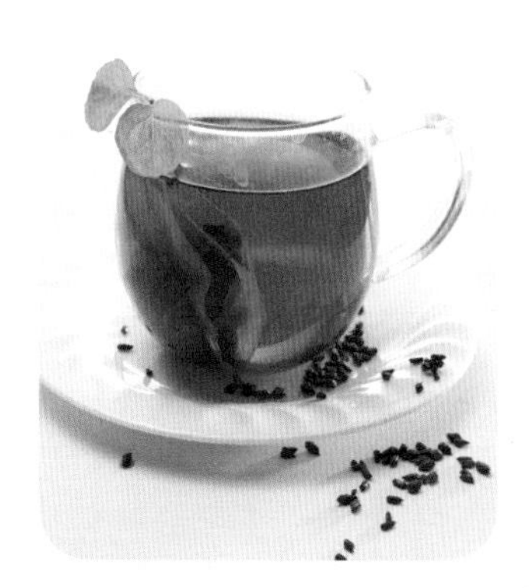

百合

《神农本草经》

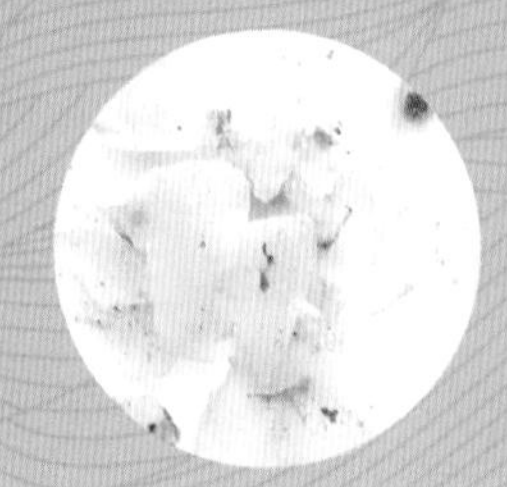

【来源】植物百合的肉质鳞叶，主产于湖南、浙江、江苏、陕西、四川等地，秋季采收，放入烧沸的水中稍微烫一下，干燥。

【辨别选购】以瓣匀肉厚、色白、质坚、筋少者为佳。

【性味归经】甘，寒；归心、肺经。

【功能主治】养阴润肺，清心安神。用于阴虚燥咳，劳嗽咯血，虚烦惊悸，失眠多梦，精神恍惚。

【用法用量】煎服，10 ~ 12 克。

【食用禁忌】风寒痰嗽、中寒便滑者忌服。

中医应用

肺热咳嗽，神思恍惚

本品甘寒，能清肺润燥，常用于肺燥或肺热咳嗽等症；能宁心安神，可用于热病后余热未清、神思恍惚等症。肺燥或肺热咳嗽，常配麦冬、沙参、贝母、甘草等。热病后余热未清、神思恍惚，可配知母、地黄等。

现代研究

本品对金黄色葡萄球菌、大肠埃希菌等有抑制作用。经过试验，百合的水提液对实验对象有止咳、抗过敏的作用。

可用于止咳祛痰、镇静、免疫调节、抗抑郁、抗菌等。

常用方剂推荐

滋养肺肾，止咳化痰

百合固金汤：熟地、生地、当归身各 9 克，白芍、甘草各 3 克，桔梗、玄参各 3 克，贝母、麦冬、百合各 12 克，水煎服。

养阴清热，补益心肺

百合地黄汤：百合（擘）24 克，生地黄汁 200 毫升。水洗百合，渍一宿，当白沫出，去其水，更以泉水 400 毫升，煎取 200 毫升，去滓，纳地黄汁，煎取 220 毫升，分温再服。

润肺止咳，清心安神

蜜饯百合：干百合 100 克，蜂蜜 150 克，上笼蒸 1 小时，趁热调均匀，晾冷后，装入瓶内即成。每日早晚各服 1 汤匙。

主治右目赤痛

百合五味汤：百合 9 克，五味子（研）3 克，半夏 9 克，甘草 6 克，丹皮 9 克，芍药 9 克。水煎大半杯，热服。热甚，加石膏、知母。

食疗养生法推荐

麦冬百合茶

功效

滋阴，改善虚热体质。

制作材料

麦冬 20 粒，百合 10 克。

制作方法

1. 将麦冬、百合一起放入茶包中。
2. 将茶包放入茶杯中，冲入沸水。
3. 浸泡 3 分钟，取出茶包，即可饮用。

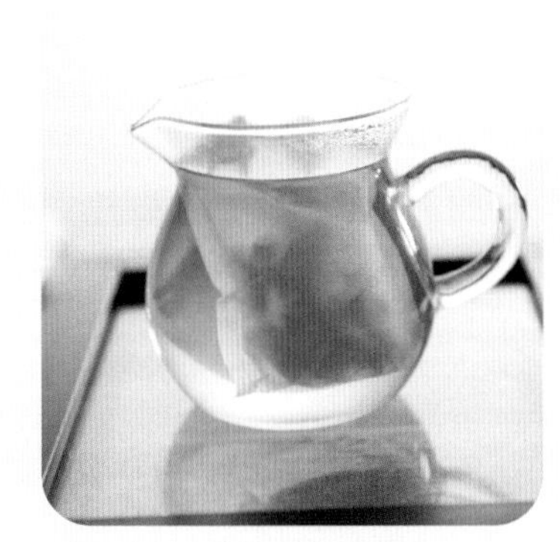

备注

每日早晚饮用。

肉豆蔻

《药性论》

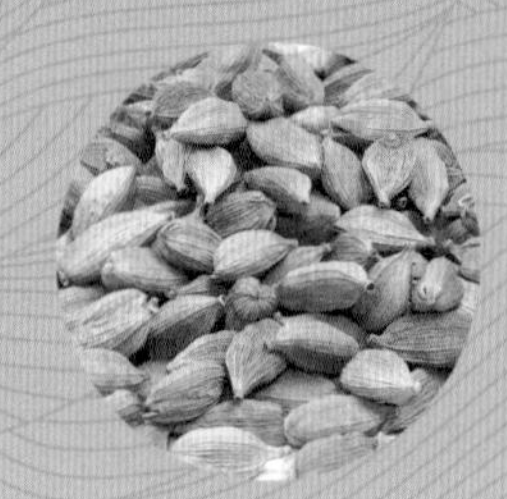

【来源】肉豆蔻科植物肉豆蔻的成熟种仁，主要产地是马来西亚和印度尼西亚，我国的主要产地是广东、广西和云南。春冬两季成熟时采收，去壳，干燥。

【辨别选购】以个大、体重、坚实、香气浓者为佳。

【性味归经】辛，温；归脾、胃、大肠经。

【功能主治】温中行气，涩肠止泻。用于脾胃虚寒、久泻不止、脘腹胀痛、食少呕吐。

【用法用量】煎服，3 ~ 9 克。

【食用禁忌】湿热泻痢者忌服。

中医应用

泻痢

肉豆蔻能暖脾胃、固大肠，是治疗虚寒性腹泻的重要药品。可与肉桂、干姜、党参、白术等药同用治疗久泻。

胃胀、呕吐

肉豆蔻辛香温燥，行气止痛，可以与木香、干姜、半夏同用治疗脘腹胀痛、食少呕吐等。

现代研究

肉豆蔻中有一种挥发油，能够促进胃肠蠕动和胃液分泌，有增强食欲、消减胃胀和止痛的作用。肉豆蔻醚有抗炎的作用。

可用于婴儿腹泻、慢性腹泻等。

常用方剂推荐

止泻

四神丸：肉豆蔻60克，补骨脂120克，五味子60克，吴茱萸30克。上为末，取生姜120克，大枣50枚，煮熟，取枣肉和末为丸，如梧桐子大。每服9克，每日1～2次，临睡前用淡盐汤或温开水送服；亦作汤剂，加姜、枣水煎服，临睡温服，用量按原方比例酌减。

治水泻无度、肠鸣腹痛

肉豆蔻散：肉豆蔻（去壳，为末）30克，生姜汁40毫升，白面60克。上3味，将姜汁和面作饼子，裹肉豆蔻末煨令黄熟，研为细散，每服4克。空心米饮调下，日午再服。

治脾肾俱虚所致的虚泻、冷痢

养脏汤：煨肉豆蔻、罂粟壳（蜜炙）、煨诃子肉各4.5克，白芍、白术、当归各15克，党参、炙甘草各8克，肉桂、木香各3克。研为粗末，每服6克，加生姜2片，大枣1枚，水煎服。

补脾止泻

枣肉豆蔻丸：钟乳粉12克，丁香、人参、肉豆蔻、白茯苓各60克，上药为细末，煮枣肉为丸，如梧桐子大。每服30丸，沸汤送下，不拘时候。

食疗养生法推荐

补益酒

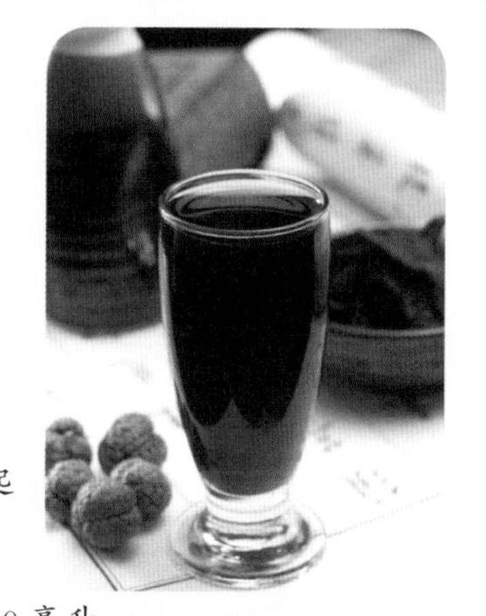

功效

该药酒可用于治疗肝肾虚损、腰脚软弱、头昏目眩、神志恍惚等症。

制作材料

白酒1000毫升，肉豆蔻15克，肉苁蓉90克，山茱萸45克。

制作方法

1. 将肉苁蓉、山茱萸、肉豆蔻均捣碎，一起放入瓶中。
2. 倒入白酒浸泡，封口。
3. 7日后饮服即可。早、晚空腹温饮15～20毫升。

肉桂

《名医别录》

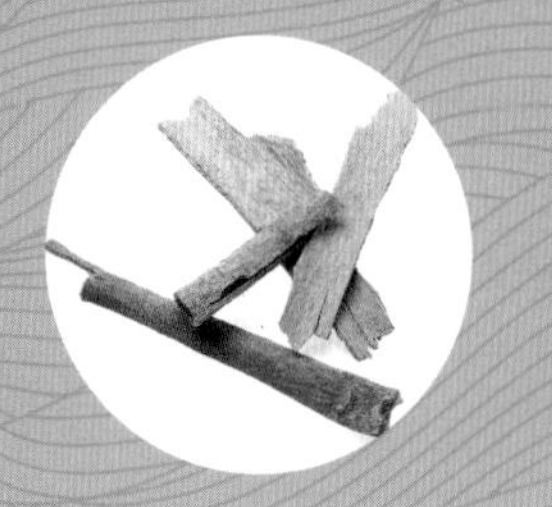

【来源】植物肉桂的干燥树皮。我国的主要产地是广东、广西、云南等地，秋季剥皮收取，阴凉晾干。

【辨别选购】以皮细肉厚、断面紫红色、油性大、香气浓、味甜微辛、嚼之无渣者为佳。

【性味归经】辛、甘，大热；归肾、脾、心、肝经。

【功能主治】补火助阳，引火归原，散寒止痛，活血通经。用于阳痿，宫冷，腰膝冷痛；肾虚作喘，阳虚眩晕，目赤咽痛；心腹冷痛，虚寒吐泻，寒疝；经闭，痛经。

【用法用量】内服：煎汤，每次 3 ~ 9 克，或入丸、散。外用：适量，研末敷。

【食用禁忌】温热病及阴虚阳盛之证、血证、孕妇忌服。

中医应用

宫冷、阳痿

肉桂辛、甘，可以助阳、温肾，与附子、熟地黄、山茱萸同用，可治疗宫冷阳痿、尿频等。

腰痛、胸痹、闭经

肉桂性辛温通，可以行气血、疏经脉、散寒止痛，与独活、桑寄生等同用治疗风寒湿痹；与干姜、附子同用治疗胸阳不振；与当归、川芎、小茴香等同用，治疗闭经。

腹痛

肉桂可助阳补虚，辛热散寒止痛，单用研成末，酒煎服可以治疗寒邪入侵、脾胃虚寒。

现代研究

肉桂的甲醇提取物有抗血小板凝聚的作用；桂皮中含有的油可以促进肠蠕动、缓解胃胀；肉桂酸对肺腺癌细胞有一定的逆转作用。

可用于神经性皮炎、腰痛、小儿腹泻、支气管哮喘等。

常用方剂推荐

补肾助阳

肾气丸：干地黄 24 克，山药、山茱萸各 12 克，泽泻、茯苓、牡丹皮各 9 克，桂枝、附子各 3 克。上为细末，炼蜜为丸，如梧桐子大，酒下十五丸（6 克），日再服。

风湿痹痛

独活寄生汤：独活 9 克，杜仲、细辛、牛膝、秦艽、桑寄生、茯苓、防风、肉桂心、川芎、人参、甘草、当归、芍药、干地黄各 6 克。水煎服。

食疗养生法推荐

肉桂鸡肝汤

功效

肉桂能暖脾胃、除积冷、通血脉，鸡肝能补肝益肾、安胎、止血补血，因而此汤有止血补血、暖健脾胃之功效。

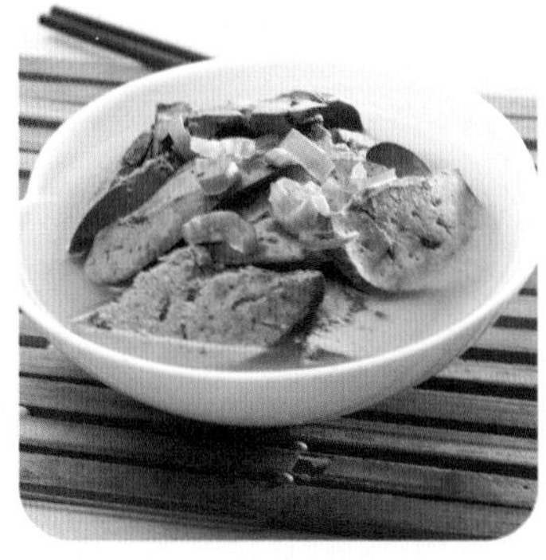

制作材料

鸡肝 100 克，肉桂 5 克，食盐、料酒各适量。

制作方法

1. 肉桂浸泡洗净；鸡肝洗净切片。
2. 将肉桂、鸡肝放入炖盅内，撒食盐、料酒，隔水加热。
3. 待汤沸，拣去肉桂，饮汤吃肝即可。

备注

若无炖盅，可代以普通容器，加盖或用牛皮纸封严，炖时防止水蒸气渗入。

余甘子

《新修本草》

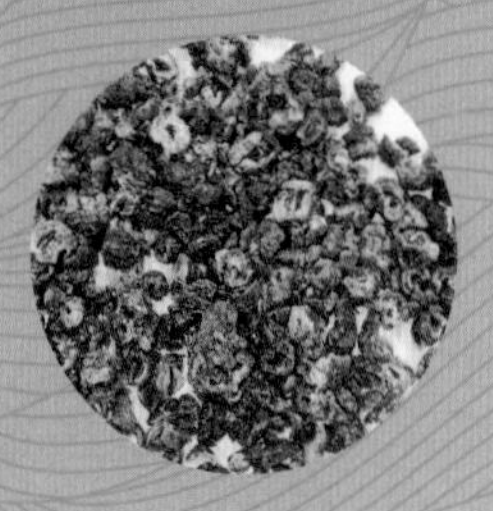

【来源】植物余甘子的成熟果实，主要产地是我国福建、台湾、广东、海南、广西、贵州、四川、云南等，冬季至次春果实成熟时采收，除去杂质，干燥。

【辨别选购】以个大、肉厚、回甜味浓者为佳。

【性味归经】苦、甘、涩，凉；归脾、胃经。

【功能主治】清热凉血，消食健胃，生津止咳。用于血热血瘀，消化不良，腹胀，咳嗽，咽痛，口干。

【用法用量】煎服，15 ～ 30 克。

【食用禁忌】脾胃虚寒者慎服。

中医应用

化气止咳

余甘子味甘苦、性凉，具有清肺利咽、补益肝肾、生津解毒的功效，可用于治疗咽喉肿痛、喉痹、肺热或风热感冒、咳嗽咽干、烦热。

现代研究

余甘子的提取物对葡萄球菌、伤寒杆菌等有抑菌作用。本品含丰富的维生素 C，有营养作用。曾发现对家兔有一定降血脂作用。

可用于高血压、腹痛、腹泻。

常用方剂推荐

清热，调和气血

三果汤散：诃子（去核）300 克，毛诃子（去核）200 克，余甘子（去核）240 克，以上三味，粉碎成粗粉，过筛，混匀，即得。一次 3～4 克，一日 2 次，水煎服。

消食，止血行瘀

八味安宁散：水石（制）400克，褐铁矿（制）100克，白芥子350克，甘青青兰10克，铁棒锤10克，诃子10克，毛诃子10克，余甘子10克。以上八味，粉碎成细粉，过筛，混匀，即得。一次1克，一日2～3次。

主治渴甚

解渴百杯丸：木瓜10枚（烂蒸去皮，细研），乌梅（去核）1斤，甘草225克（炙），干葛60克，川芎15克，余甘子15克，紫苏叶15克，百药煎30克（研），白盐300克（炒）。上为细末，同研匀，如鸡头子大。每服1丸，含化。

《食疗养生法推荐》

腌余甘子

功效

具有清热凉血、生津止咳等功效。

制作材料

余甘子500克，盐50克，水适量，甘草10片左右。

制作方法

1. 将余甘子用淡盐水洗一遍，再用流动水冲洗干净，沥干水分。
2. 每粒余甘子划上一刀（更快入味）。
3. 密封玻璃瓶洗净风干，按照一层盐、一层余甘子、两片甘草的顺序将它们放入玻璃瓶中。
4. 第三天，将玻璃瓶里的余甘子汁全部倒出来，加适量的水煮开，煮开后放凉（凉透）。
5. 凉后的余甘子水倒入玻璃瓶，余甘子水要覆盖所有余甘子，盖上瓶盖。

备注

隔一段时间观察一遍，可以摇晃一下瓶子，让表面的余甘子也能够完全浸泡，一个月后就可以食用。

佛手

《本草图经》

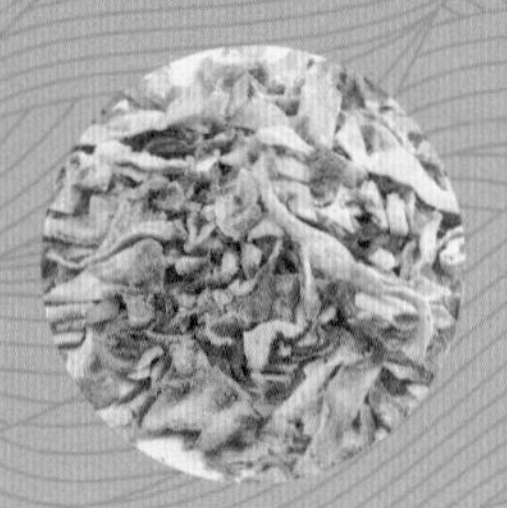

【来源】植物佛手的干燥果实。主要产地是广东、四川、云南、福建等地。秋季果实刚刚变黄或没有变黄的时候采收，切成片，干燥。

【辨别选购】以片大、绿皮白肉、香气浓郁者为佳。

【性味归经】辛、苦、酸，温；归肝、脾、胃、肺经。

【功能主治】疏肝理气，和胃止痛，燥湿化痰。用于肝胃气滞，胸胁胀痛；胃脘痞满，食少呕吐；咳嗽痰多。

【用法用量】煎服，3～9克。

【食用禁忌】气阴不足者慎用。

中医应用

气滞脘腹胀痛

佛手辛行苦泄，气味芳香，能醒脾理气、和中导滞，可用于气滞脘腹疼痛；还能疏肝解郁，行气止痛，可用于肝郁胸胁胀痛。脾胃气滞之脘腹胀痛、呕恶食少，常配木香、香附、砂仁；肝郁气滞及肝胃不和之胸胁胀痛，常配柴胡、香附、郁金。

久咳痰多，胸闷作痛

佛手芳香醒脾，苦温燥湿而善健脾化痰，辛行苦泄而能疏肝理气。治疗咳嗽日久痰多、胸膺作痛者，常与瓜蒌皮、陈皮同用。

现代研究

佛手的提取物能够扩张冠状血管、增加冠脉血流量，对肠道平滑肌有抑制作用；佛手有一定的平喘、祛痰作用。

可用于肺气肿、消化不良、胃痛。

常用方剂推荐

气滞恶心呕吐

佛手 15 克、陈皮 9 克，生姜 3 克，水煎取汁，一日两次。

健脾养胃，理气止痛

佛手柑粥：佛手柑 10 ～ 15 克。上药煎汤去渣，再入粳米 50 ～ 100 克，冰糖少许，同煮为粥。

食疗养生法推荐

佛手莲心茶

功效

疏肝和胃，清心泻火。适用于肝郁化火型失眠。

制作材料

佛手 10 克，莲子心 3 克。

制作方法

1. 将佛手、莲子心同入杯中。
2. 用开水冲泡。
3. 加盖焖 10 分钟即可。

备注

代茶频饮，可冲泡 3 ～ 5 次。

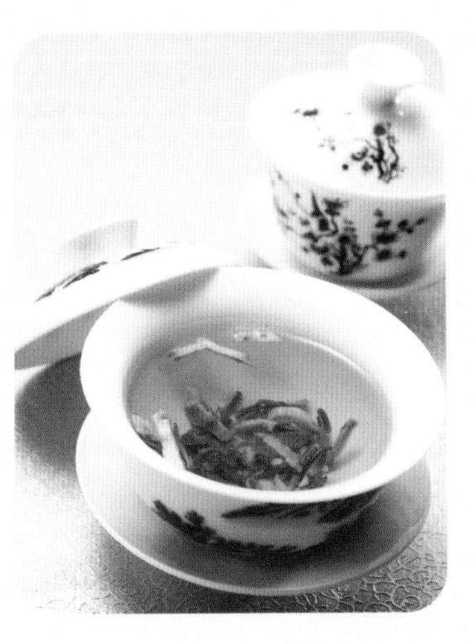

杏仁

《神农本草经》

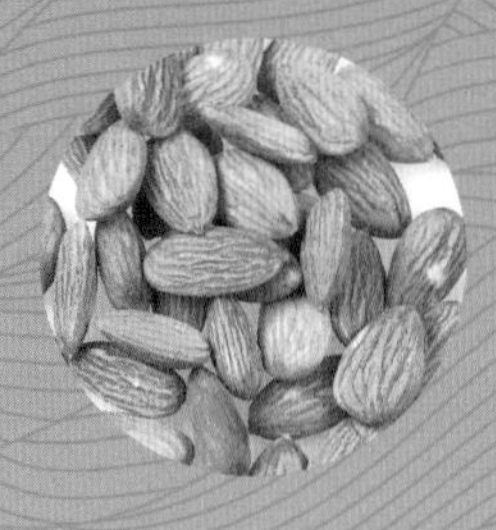

【来源】植物杏、山杏等的干燥成熟种子。我国的主要产地是东北、华北、西北和内蒙古等地。夏季采收，除去果肉和壳，晾干。

【辨别选购】以颗粒均匀、饱满肥厚、味苦、不发油者为佳。

【性味归经】苦，微温；有小毒。归肺、大肠经。

【功能主治】降气止咳平喘，润肠通便。用于咳嗽气喘，胸满痰多，肠燥便秘。

【用法用量】煎服，3 ~ 10 克，宜打碎入煎，或入丸、散。

【食用禁忌】内服不宜过量，以免中毒。

中医应用

咳嗽气喘

杏仁苦泄降气而止咳，故可用于咳嗽、气喘等症，常与麻黄、甘草，或贝母、前胡等配伍应用。

肠燥便秘

本品质润多油，故又有润肠通便之功，应用时可与火麻仁、瓜蒌仁等润肠药配伍。

现代研究

苦杏仁在服用后，经过消化道的分解会产生少量的氢氰酸，对咳嗽有一定的抑制作用；还会产生一种叫苯甲醛的物质，能够抑制蛋白酶的活性，由此影响消化功能。苦杏仁油有润滑肠道的作用。本品还有抗肿瘤、抗炎等作用。

可用于咳嗽、慢性咽炎、消化道溃疡、肺癌等。

常用方剂推荐

主治孩童受邪热

黄连杏仁汤：黄连 30 克，陈皮、杏仁（去皮尖，炒）、麻黄、枳壳（去瓤，麸炒）、葛根各 15 克。上锉散。每服 6 克，水煎服。

苦辛通降，清利三焦湿热

杏仁 9 克，滑石 9 克，黄芩 6 克，橘红 4.5 克，黄连 3 克，郁金 6 克，通草 3 克，厚朴 6 克，半夏 9 克。水煎服，一日 2 次。

主治肺脏气虚，伤冷咳嗽，伤寒无力，不思饮食

补肺杏仁散：杏仁（汤浸去皮尖双仁，麸炒微黄）30克，桂心30克，厚朴60克（去粗皮，涂生姜汁炙令杏仁香熟），人参（去芦头）30克，诃黎勒（煨，用皮）30克，白术9克，甘草（炙微赤，锉）15克，干姜（炮裂，锉）9克，陈橘皮（汤浸，去白瓤，焙）30克，附子（炮裂，去皮脐）30克，白茯苓30克。上药研细，每服9克，加大枣3枚，用时水煎，去滓，不拘时候温服。

主治肺气咳嗽，止气喘促，腹脾不通，心腹烦闷

法制杏仁：板杏500克（滚灰水焯过，晒干，麸炒熟，炼蜜拌杏仁匀，用下药末拌），茴香（炒）6克，人参6克，缩砂仁6克，粉草9克，陈皮9克，白豆蔻9克，木香9克。上为细末，拌杏仁令匀。每用7枚，食后服之。

治咳嗽，声音不出

杏仁桑皮汤：杏仁30克（去皮、尖、双仁，熬），通草12克，紫菀、五味子各6克，贝母12克，桑白皮15克，蜜30毫升，砂糖30克，生姜汁30毫升。以水1.8升，煮五味子，取600毫升，去滓，内杏仁脂、姜汁、蜜、糖和搅，微火上煎取400毫升。初服20毫升，后稍增量，每日白天2次，夜晚1次。二夜一服。

《食疗养生法推荐》

杏仁猪肺汤

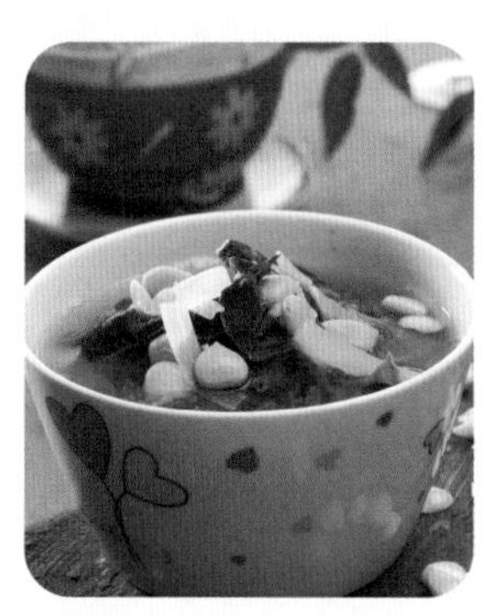

功效

此汤营养滋补，补虚养肺，口味别致。

制作材料

净猪肺300克，杏仁100克，葱、姜、盐、味精、胡椒粉、料酒、高汤各适量。

制作方法

1. 将葱切段，姜切块。
2. 将猪肺洗净，沥干，放入锅中。
3. 加开水、料酒、葱段、姜块烧开，小火炖熟，捞出切片。
4. 杏仁用开水泡胀，去皮，装碗，加水上锅，大火蒸熟。
5. 锅中添入适量高汤，放入猪肺片、杏仁，蒸杏仁汁。
6. 加料酒、盐、味精、胡椒粉煮开，撇去浮沫即可。

备注

清洗猪肺时将猪肺管套在水龙头上，充满水后再倒出，反复几次便可冲洗干净。

沙棘

《晶珠本草》

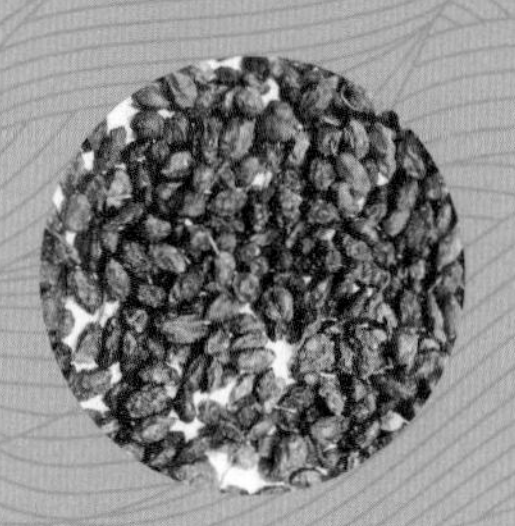

【来源】为植物沙棘的成熟果实，主要生产地是西南、华北、西北地区。果实成熟时采收，晒干。

【辨别选购】色泽饱满、果大丰满者为佳。

【性味归经】甘、酸，温；归脾、胃、肺、心经。

【功能主治】活血化瘀，健脾消食，止咳祛痰。用于脾虚食少、食积腹痛、咳嗽痰多、瘀血经闭等。

【用法用量】煎服，3 ~ 9 克。

【食用禁忌】尚不明确。

中医应用

瘀血证

沙棘有活血化瘀的功效，对跌打损伤、月经不调等多种瘀血证有疗效，单用有效，亦可提取沙棘总黄酮做药。

脾虚少食

沙棘性温，可以养脾气、消食开胃；味酸，又能养阴生津，对消化不良、腹痛、身体乏力有疗效。

咳嗽痰多

沙棘归肺经，可止咳祛痰，单用，煎成膏，可治咳嗽。

现代研究

沙棘黄酮可以降低心肌耗氧量，抗血管硬化，抗炎；沙棘油和沙棘果汁有抗疲劳、抗辐射、降血脂、保肝和增强免疫力的作用。

可用于消化不良，抗衰老。

常用方剂推荐

健脾消食，养阴生津

沙棘膏：取新鲜沙棘50克，清水500毫升，将沙棘洗净，捣烂如泥，加清水煮，去渣，将果汁用小火浓缩成膏放入冰箱，食用时，热水冲服。

清热祛痰，止咳定喘

五味沙棘散：沙棘膏180克，木香150克，白葡萄干120克，甘草90克，栀子60克，以上五味，除沙棘膏、白葡萄干外，其余三味粉碎成粗粉，加白葡萄干，粉碎，烘干，粉碎成细粉，混匀后，加沙棘膏混匀，烘干，再粉碎成细粉，过筛，即得。一次3克，一日1～2次。

食疗养生法推荐

沙棘糖水

功效

可防治癌症，减少辐射伤、降血压、降低胆固醇。

制作材料

鲜沙棘果100克，白糖10克，清水适量。

制作方法

1. 将沙棘果去杂洗净，放入锅中。
2. 加适量的清水，煎煮约1小时。
3. 加入白糖拌匀即成。

禁忌：沙棘性温，体温热甚者不宜食用。

芡实

《神农本草经》

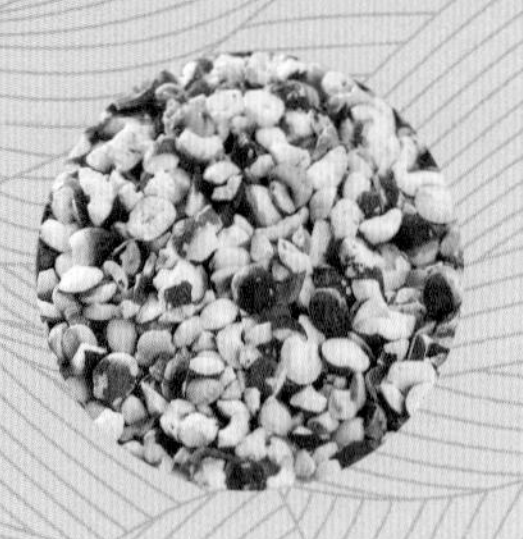

【来源】植物芡的成熟种仁。我国的主要产地是山东、安徽、湖南、江西等地。

【辨别选购】以断面色白、粉性足、无碎末者为佳。

【性味归经】甘、涩，平；归脾、肾经。

【功能主治】益肾固精，补脾止泻，祛湿止带。用于梦遗滑精、遗尿尿频、脾虚久泻、白浊、带下。

【用法用量】9 ~ 15 克。

【食用禁忌】大小便不利者勿用。

中医应用

带下

芡实具有健脾益肾、固涩收敛、除湿止带的功效，是治疗带下证的重要药品。与党参、白术、山药等药同用，可治疗脾肾虚导致的带下清稀；与黄柏、车前子等同用，可治湿热带下。

遗精、滑精

芡实性甘、涩，能够益肾固精，与金樱子同用，可以治疗肾虚导致的腰膝酸软、遗精、滑精。

脾虚久泻

芡实有健脾除湿、收敛止泻的功效。与白术、茯苓、扁豆等同用，治疗脾虚湿盛、久泻。

现代研究

本品有改善肾功能、抗氧化、抗心肌缺血、抗疲劳、降血糖的作用。

可用于慢性肾炎等。

常用方剂推荐

主治肾虚精关不固

金锁固精汤：沙苑蒺藜、芡实、莲须各 60 克，煅龙骨 30 克，煅牡蛎 30 克，水煎服。

治痰涎郁塞胸膈，满闷短气

理痰汤：生芡实 30 克，清半夏 12 克，黑芝麻（炒，捣）9 克，柏子仁（炒，捣）6 克，生杭芍 6 克，陈皮 6 克，茯苓片 6 克。水煎服。

养心安神，补肾固精

芡实丸：芡实（蒸，去壳）、莲花须各 60 克，茯神（去木）、山茱萸（取肉）、龙骨、五味子、枸杞子、熟地黄（酒蒸，焙）、韭子（炒）、肉苁蓉（酒浸）、川牛膝（去芦，酒浸，焙）、紫石英（煅七次）各 30 克，上药研细末，酒煮山药糊为丸，如梧桐子大。日服 1 丸。

食疗养生法推荐

莲子芡实猪肚汤

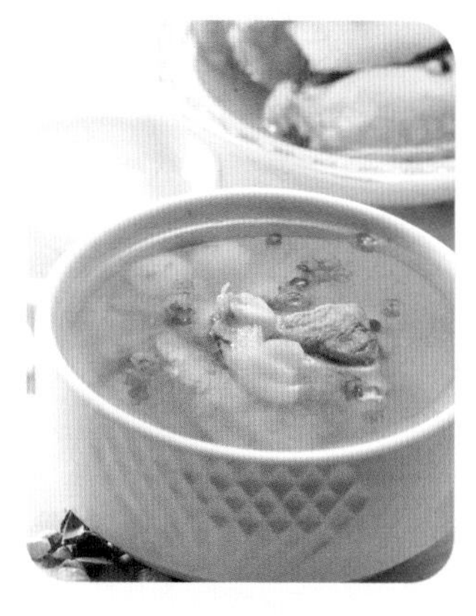

功效

补体调元、滋脾养胃。

制作材料

莲子、淮山药各 50 克，芡实、百合各 25 克，猪肚 1 个，猪瘦肉 150 克，食盐、清水适量，生姜 3 片。

制作方法

1. 莲子去心，用清水浸泡片刻。
2. 淮山药、芡实、百合洗净。
3. 猪肚里外洗净，用食盐反复揉擦，再用水冲净。
4. 猪瘦肉洗净。
5. 猪肚与猪瘦肉一起放到沸水中，焯一下。
6. 全部主料与生姜一起放进瓦煲内，加清水 2500 毫升，武火煲沸。
7. 改为文火煲 2 小时，调入食盐即可。

备注

汤料可捞起，拌酱油佐餐用。此量可供 3 ~ 4 人食用。

花椒

《神农本草经》

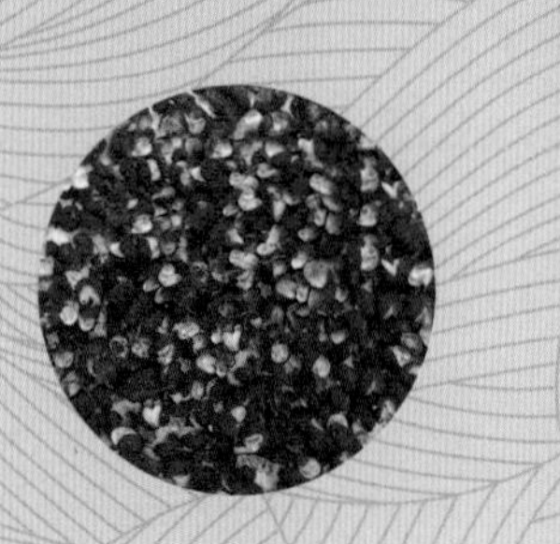

【来源】植物青椒或花椒的干燥成熟果皮。我国大部分地区都有种植，但四川的较优质，因此有川椒的美名。秋季采收成熟果实，去除种子，晒干。

【辨别选购】花椒以粒大、色紫红、香气浓郁者为佳；青椒以粒匀、色灰绿者为佳。

【性味归经】辛，温；归脾、胃、肾经。

【功能主治】温中止痛，杀虫止痒。用于脘腹冷痛，呕吐泄泻，虫积腹痛；外治湿疹瘙痒。

【用法用量】3 ～ 6 克。外用适量，煎汤熏洗。

【食用禁忌】尚不明确。

中医应用

虫积腹痛，湿疹，阴痒

花椒有驱虫、杀虫的功效，与乌梅、干姜、黄柏等同用，可以治疗虫积腹痛；单用煎液可治疗湿疹瘙痒。

中寒腹痛，寒湿吐泻

花椒性辛温，归胃经，可以散寒止痛，止吐泻，与生姜、白豆蔻等同用，能够治疗胃寒腹痛、呕吐；与干姜、人参等配伍，可以治疗脘腹冷痛、呕吐；与肉豆蔻同用，可以治疗夏季湿冷泄泻不止。

现代研究

花椒的挥发油对 11 种皮肤癣菌有一定的杀灭和抑制作用；在实验过程中，发现有抗胃溃疡形成的作用。还有镇痛抗炎的作用。

可用于蛔虫病、真菌性阴道炎、牙痛、顽癣等。

常用方剂推荐

祛湿解毒、杀虫止痒
参椒汤：苦参 30 克，花椒 9 克。上用米泔水煎，候温洗之，洗后避风，拭干搽药。

主治脂溢性皮炎
椒矾散：花椒（炒熟）60 克，轻粉（微炒）30 克，白矾（熬枯存性）30 克，硫黄（微煅）30 克，铜绿（为末，炒）30 克。以上共为细末，香油调抹患处。

温中止痛。适用于寒性痛经
姜枣花椒汤：生姜 24 克，大枣 30 克，花椒 9 克，将姜、枣洗净，生姜切薄片，同花椒一起加水，小火煎成 1 碗汤汁即成。

主治一切瘀核、无名肿毒
灵应必消散：草乌 15 克，川乌 15 克，白芷 15 克，花椒 3 克，山柰 9 克，麝香 1.2 克，贝母 9 克，大黄 9 克，蟾酥 3 克（晒研）。上为细末。掺于膏药上贴之。

食疗养生法推荐

椒盐饼

功效

温中和胃。

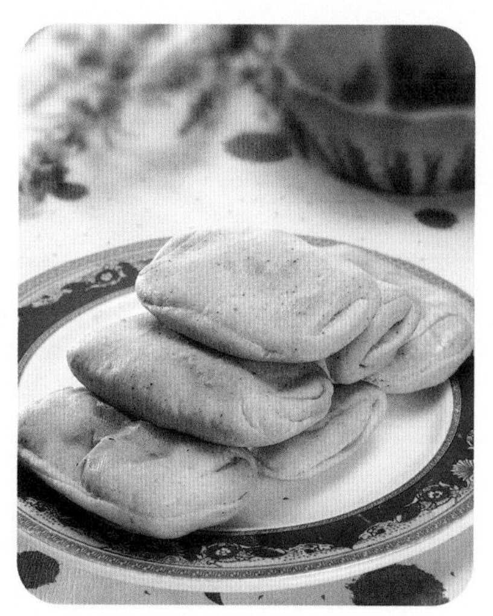

制作材料

面粉 500 克，酵母、椒盐、温水、花生油各适量。

制作方法

1. 将面粉中加入酵母，拌匀。
2. 加入适量温水调匀。
3. 将面团用手和成面团。
4. 将面团擀成长方形面皮。
5. 表面抹花生油。
6. 均匀撒上适量椒盐。
7. 从一头卷起，卷成卷。
8. 将面卷切成段。
9. 稍擀成形，饧好。
10. 放入烤箱烤熟，取出装盘即可。

备注

烤箱使用前要先进行预热，椒盐饼放入烤盘后还可以再刷一次花生油，烤完后略等一会再打开烤箱，避免饼塌型。

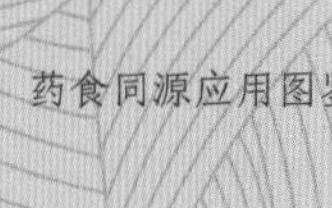

赤小豆

《神农本草经》

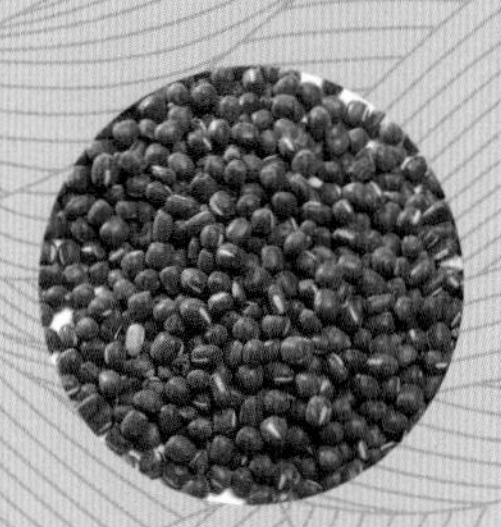

【来源】植物赤小豆或赤豆的种子。主要产地是广西、广东、江西等。夏、秋分批采摘成熟荚果，晒干，打出种子，除去杂质，再晒干。

【辨别选购】以体实、饱满、色紫红者为佳。

【性味归经】甘、酸，平；归心、小肠经。

【功能主治】利水消肿，解毒排脓。用于水肿胀满，脚气浮肿，黄疸尿赤，风湿热痹，痈肿疮毒，肠痈腹痛。

【用法用量】9 ~ 30 克。外用适量，研末调敷。

【食用禁忌】尚不明确。

中医应用

水肿，脚气

单用煎服，食豆饮汁，或与茯苓、猪苓、泽泻等利水渗湿药配用。脚气浮肿可煎汁温渍足膝。若遍身水肿，气急不得坐卧，以赤小豆配桑白皮泻肺行水消肿。

伤寒瘀热、黄疸尚轻

赤小豆与麻黄、连翘等同用，以发表清热。

治肠痈

常与薏苡仁等同用。

现代研究

本品有抑菌、利尿、消水肿等作用。

可用于流行性腮腺炎、肝硬化腹水等。

常用方剂推荐

治脚气

赤小豆煎：赤小豆 500 克，杏仁 30 克（汤浸，去皮尖双仁，炒），桑根白皮（锉）30 克，生姜（切）45 克。上为粗末，以水 600 毫升，煎至 300 毫升，去滓，更入吴茱萸末 0.15 克，蜀椒末 0.15 克，再煎 1 ～ 2 沸，令如膏，密器收。

治风瘙瘾疹：赤小豆、荆芥穗等分，研末，用鸡子清调涂之。

治妇人催奶：赤小豆酒研，温服汁，以滓敷之。

疏风解毒，利尿消肿

赤小豆汤：赤小豆 50 克，商陆 9 克，木通 2.3 克，桂枝 2.3 克，茯苓 4.5 克，水煎服，日 2 次。

食疗养生法推荐

赤小豆玉米生鱼煲

功效

以赤小豆配玉米煲生鱼，鲜美可口，有健脾开胃、利水消肿之功，且男女老少皆宜。

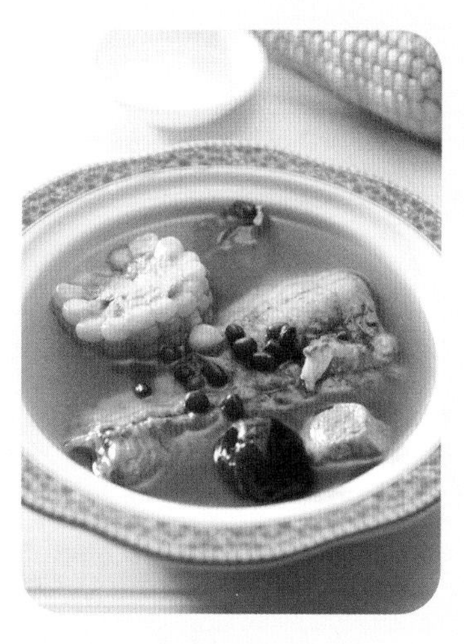

制作材料

玉米 2 个，赤小豆 100 克，蜜枣 3 个，陈皮 1/4 个，猪瘦肉 100 克，生鱼 1 条，清水、花生油、食盐各适量，生姜 3 片。

制作方法

1. 玉米洗净，切段。
2. 赤小豆用清水浸泡片刻，洗净。
3. 蜜枣洗净，去核。
4. 陈皮用清水浸泡片刻，刮去瓤。
5. 猪瘦肉洗净，切块。
6. 生鱼去腮和肠脏，洗净。
7. 锅中注入花生油烧热，将生鱼煎至微黄，并淋入少许清水。
8. 所有主料和生姜一起放入瓦煲，加清水 2500 毫升，武火煮沸。
9. 改文火煲 1.5 小时，调入食盐便可。

备注

此量可供 3 ～ 4 人食用。

麦芽

《药性论》

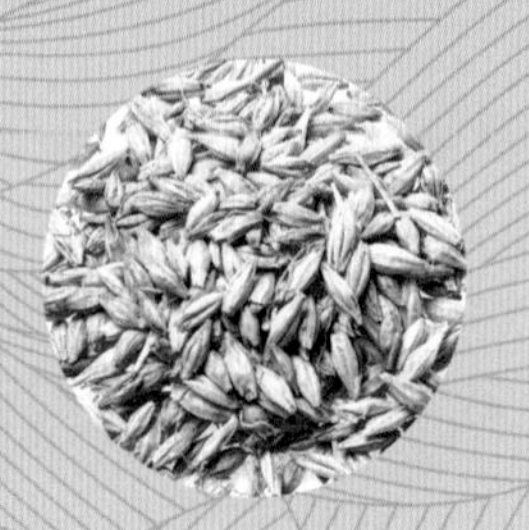

【来源】植物大麦的成熟果实经发芽干燥而成。我国各地均有种植，以北方居多。

【辨别选购】以芽完整、色淡黄、粒大饱满者为佳。

【性味归经】甘，平；归脾、胃经。

【功能主治】行气消食，健脾开胃，回乳消胀。用于食积不消，脘腹胀痛，脾虚食少；乳汁郁积，乳房胀痛，产妇断乳；肝郁胁痛，肝胃气痛。

【用法用量】煎服，10 ~ 15 克，大剂量 30 ~ 120 克。

【食用禁忌】哺乳期女性不宜服。

中医应用

米面薯芋食滞

麦芽甘平，健胃消食，尤能促进淀粉性食物的消化。米面薯芋类积滞不化，可配山楂、神曲、鸡内金；小儿乳食停滞，单用本品煎服或研末服有效；脾虚食少，食后饱胀，可配白术、陈皮。

断乳乳房胀痛

麦芽能回乳消胀，单用生麦芽或炒麦芽 120 克煎服，可治疗产妇断乳或乳汁郁积之乳房胀痛。此外，麦芽又兼能疏肝解郁，常配川楝子、柴胡治疗肝气郁滞或肝胃不和之胁痛、脘腹疼痛。

现代研究

麦芽含有淀粉酶，煎剂能够刺激胃酸和胃蛋白酶，有促消化的作用。麦芽小剂量有催乳效果，大剂量（30 克以上）有回乳效果。

可用于婴幼儿腹泻、小儿消化不良、乳溢症、产妇断乳、糖尿病。

常用方剂推荐

主治产后腹胀闭结、胸闷气结、坐卧不安
大麦芽散：大麦芽（炒）60 克。上为末。每服 9 克，陈酒调下。

小儿吐乳
香麦汤：丁香 3 粒，广皮 3 克，麦芽 9 克（炒），水煎服。

主治痰食胸满、呃逆
保和丸：山楂 180 克，半夏、茯苓各 90 克，神曲 60 克，陈皮、连翘、莱菔子各 30 克，上为末，水泛为丸，每服 6~9 克，温开水送服。

健脾和胃，缓急止痛，降逆止呕
健脾丸：人参 9 克，白术 9 克，当归 9 克，白茯苓 3 克，白芍 3 克，神曲 3 克，吴茱萸 3 克，大腹皮 4 克，陈皮 4 克，砂仁 5 克，麦芽 5 克。水煎服。

食疗养生法推荐

麦芽牛肚汤

功效
本汤可治疗脾胃虚弱所引起的肠胃功能紊乱，既能开胃促食欲，又能促进消化。

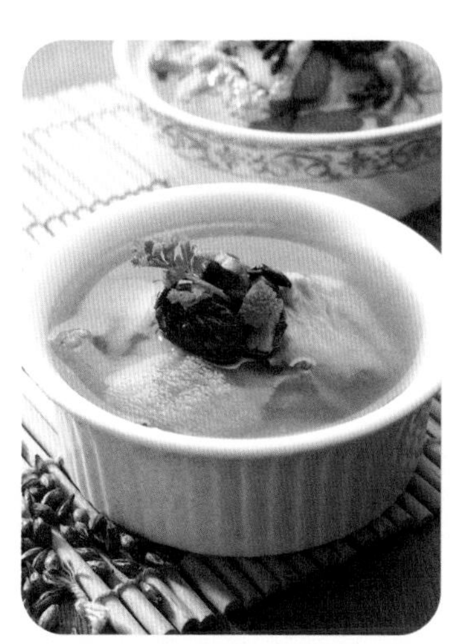

制作材料
牛肚 500 克，生麦芽 100 克，党参 50 克，淮山药 50 克，茯苓 50 克，陈皮 6 克，八角茴香 6 克，生姜、红枣、清水适量。

制作方法
1. 生麦芽、党参、淮山药、茯苓、陈皮、八角茴香、红枣（去核）、生姜洗净。
2. 牛肚浸透，洗净，切件，放入锅内，加清水适量，文火煲半小时。
3. 再放入其他材料，煲 2 小时，调味供用。

备注
此汤可供 3 ～ 4 人食用。

昆布

《名医别录》

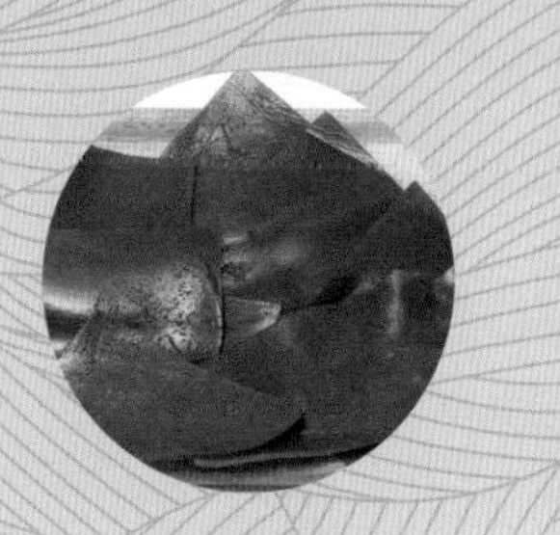

【来源】海带科植物海带或者翅藻科植物昆布的叶状体，我国的主要产地是浙江、山东、辽宁等。夏秋两季从海里捞出，除去杂质，切宽条，晒干。

【辨别选购】以色黑褐、体厚、整齐、无杂质者为佳。

【性味归经】咸，寒；归肝、胃、肾经。

【功能主治】软坚散结，消痰，利水。用于瘿瘤、瘰疬、睾丸肿痛、痰饮水肿。

【用法用量】水煎，6 ~ 12 克。

【食用禁忌】脾胃虚寒蕴湿者忌服。

中医应用

瘿瘤、瘰疬

昆布咸寒，消痰软坚，利水消肿，与海藻相伍，相须为用，其功益彰，消瘰化瘤之力增强。

咳嗽痰黄、喘息不止

昆布咸寒，消痰软坚，利水消肿，杏仁味苦降泄，长于肃降肺气而止咳平喘，两药配伍使用，可增强降气止咳平喘之功。

外感风热，咳嗽痰多

昆布咸寒，消痰软坚，利水消肿，桑叶甘苦寒，既能疏散风热，又能清肺润燥，两药相合，清肺化痰之力增强。

现代研究

昆布中碘和碘化物的含量比较高，有预防甲状腺肿大的作用；昆布中含有的藻胶酸、海带氨酸能够降低血清胆固醇；昆布多糖能够防治高血糖。

可用于单纯性甲状腺肿、眼视网膜震荡、玻璃体混浊、便秘等。

常用方剂推荐

主治胸中伏气

昆布煎：昆布、海藻、芍药、人参、款冬花、白石英、桑白皮、桂皮各60克，柏子仁、茯苓、钟乳粉各75克，紫菀、甘草各30克，吴茱萸、五味子、细辛各45克，杏仁30克，生姜（切片，焙干）、橘皮（黄者）、紫苏子各1.5克。上为细末，炼蜜为丸，如梧桐子大。每服二十丸，生姜汤送下，不拘时候。

主治气瘿

海藻散：海藻（洗）10克，昆布（洗）30克，海蛤（研）30克，通草30克，松萝（洗）60克，干姜60克，桂心60克。上药为末。每服3克，酒送下，日3次。

化痰消瘿

消瘿汤：海藻（洗）、龙胆草、海蛤粉各60克，通草、昆布（烧存性）、枯白矾、松萝各30克，半夏75克，麦曲45克，白芷30克。上药为末。每服15克，用酒煎服。

食疗养生法推荐

海带苹果煲猪瘦肉

功效

此汤含大量碘及维生素，不含脂肪，既能调理肠胃，又能增强精神体力。天气干燥时，用水果煲汤，不仅能为人体补充大量的维生素，还有减肥护肤的作用。

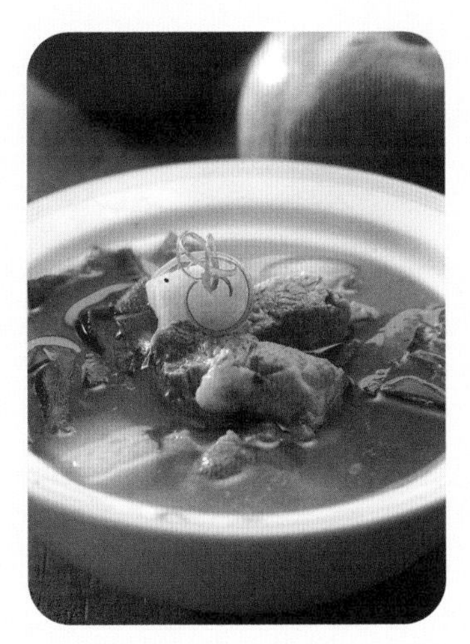

制作材料

海带25克，苹果2个，猪瘦肉400克，食盐、清水适量，生姜3片。

制作方法

1. 将海带提前用清水泡好，洗净，切段。
2. 苹果洗净，去皮、核，切块。
3. 猪瘦肉洗净，切厚块。
4. 所有主料和生姜一起放进瓦煲内，加入清水2500毫升，武火煲沸。
5. 改为文火煲约2小时，调入食盐即可。

备注

猪瘦肉可捞起，拌入酱油佐餐用。此量可供3～4人食用。

大枣

《神农本草经》

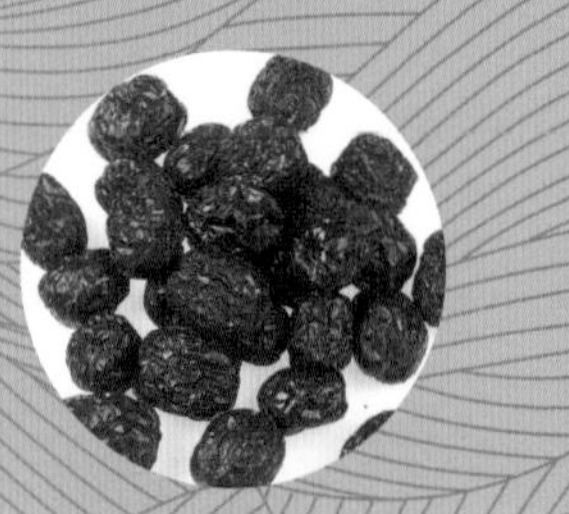

【来源】植物枣的成熟果实，我国的主要产地是河北、河南、山东等地，在秋季果实成熟时采收，晒干使用。

【辨别选购】以色红、肉厚、饱满、核小、味甜、颗粒均匀者为佳。

【性味归经】甘，温；归脾、胃、心经。

【功能主治】补中益气，养血安神。用于脾虚食少，乏力便溏，妇人脏躁，失眠。

【用法用量】6 ~ 15 克。

【食用禁忌】脘腹胀满、食欲不振者不宜食用。

中医应用

失眠、脏躁

大枣能安心养神，是治疗脏躁的重要药品，与小麦、甘草一起使用，可治疗烦闷、虚劳失眠。

脾虚证

大枣性味甘温，能补脾益气，治疗脾气虚弱导致的消瘦、乏力、便溏等症。可单用，也可与人参、白术等补脾益气药同用。

现代研究

大枣具有增强肌力、增加体重、保护肝脏、镇静催眠的作用。

可用于脾胃虚寒性泻痢、银屑病、更年期综合征等。

常用方剂推荐

治脾虚胃弱

法枣汤：北枣 1000 克（连核打破，切作块子，焙温热，以麻油拌和滋润为度，焙 1 日，趁热以熟糯米浆挪均，再焙干），生姜 1000 克（切），甘草 218 克（炙，细锉），甘草、生姜淹 1 宿，次用文武火炒令干，却同枣同焙燥为末。每服盐点。

治疗反胃吐食

大枣一枚（去核），斑蝥一枚（去头翅）入内煨熟，去蝥，空心食之，白汤下。

治疗虚劳烦闷不得眠

大枣二十枚，葱白七茎。上二味，以水三升，煮一升，去滓顿服。

治疗中风惊恐虚悸，四肢沉重

补益大枣粥：大枣七枚（去核），粟米 40 克。上二味以水 700 毫升，先煮枣取 200 毫升，去滓，投米煮粥食之。

食疗养生法推荐

红枣蒸南瓜

功效

南瓜具有预防高血压、防癌、促进消化等功效；大枣能降低低密度胆固醇，提高血清白蛋白，保护肝脏，降血压。

制作材料

南瓜 400 克，红枣 25 克，白砂糖适量。

制作方法

1. 将南瓜去皮、瓤，洗净。
2. 将南瓜切成厚薄均匀的片。
3. 将红枣洗净泡发，捞出沥干。
4. 将南瓜片加入白砂糖拌匀，放入碗内。
5. 加入红枣，放入蒸锅内蒸约 30 分钟，至南瓜熟软即成。

备注

此菜尤其适合肥胖者和中老年人食用。

罗汉果

《日用本草》

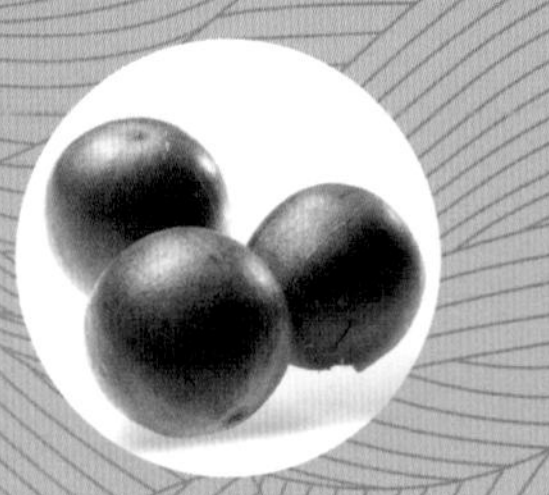

【来源】植物罗汉果的果实，我国的主要产地在广西，秋季果实成熟后采摘，烘干。

【辨别选购】以颜色呈浅红色或棕红色、两面中间微凹陷、四周有放射状沟纹、边缘有槽者为佳。

【性味归经】甘，凉。归肺、大肠经。

【功能主治】清热润肺，利咽开音，滑肠通便。用于肺热燥咳、咽痛失音、肠燥便秘。

【用法用量】9 ~ 15 克，泡水或水煎。

【食用禁忌】脾胃虚寒者忌服。

中医应用

便秘

罗汉果性甘润，能生津润肠通便，与蜂蜜泡饮可治疗肠燥便秘。

咳喘、咽痛

罗汉果味甘、性凉，能清肺热、化痰饮、利咽止痛，是治疗咳嗽有痰、气喘的常用药。

现代研究

本品对金黄色葡萄球菌、卡他球菌等有明显抑制作用。罗汉果的水提物有明显的镇咳作用，及双向调节肠运动功能的作用。

可用于咳嗽、颈淋巴结结核等。

常用方剂推荐

主治肺热咳嗽

罗汉果鱼腥草汤：罗汉果 1 个，鱼腥草 30 克，桔梗、黄芩各 10 克，甘草 6 克。水煎服，一日 2 ～ 3 次。

主治急性扁桃体炎

罗汉果岗梅根汤：罗汉果 1 个，岗梅根 30 克，桔梗 10 克，甘草 6 克。水煎服，一日 1 ～ 2 次。

治疗百日咳、咳嗽咽干等

罗汉果柿饼汤：罗汉果30克，柿饼15克。加水煎汤内服。

清肺，润肺，止咳

罗汉果茶：罗汉果1只，代茶饮。

主治痔血肠红，便血久治不瘳，面黄皮肿

罗汉散：生地炭90克，黄芩炭60克，南楂炭60克，粟壳炭60克，棉花仁炭60克，槐米炭60克，柿饼炭60克，地榆炭60克，莲房炭45克，百草霜30克，黑驴皮胶（蛤粉炒）30克，艾绒炭3克，炙黑甘草18克，炮姜炭18克，枳壳炭30克，白芍炭6克（或加胡桃壳炭90克，瓜子壳炭90克）。上为细末。每服3克，用参三七，或红枣，或稻根须，煎汤调服。

《食疗养生法推荐》

罗汉果茶

功效

罗汉果被人们誉为“神仙果”，味甘性平，含有丰富的葡萄糖、维生素C以及果糖、葡萄糖、蛋白质、脂类等，有清热润肺、止咳化痰、润肠通便之功效，常用于肺热咳嗽、咽干口渴、肠燥便秘等症。

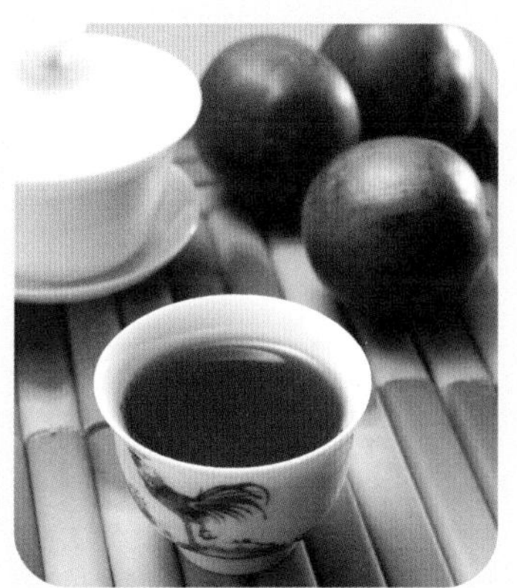

制作材料

罗汉果1个。

制作方法

1. 将罗汉果切碎。
2. 冲入沸水。
3. 冲泡10分钟，滤出即可。

备注

服用方法为一次1个，一日1～2次，不拘时饮服。

郁李仁

《神农本草经》

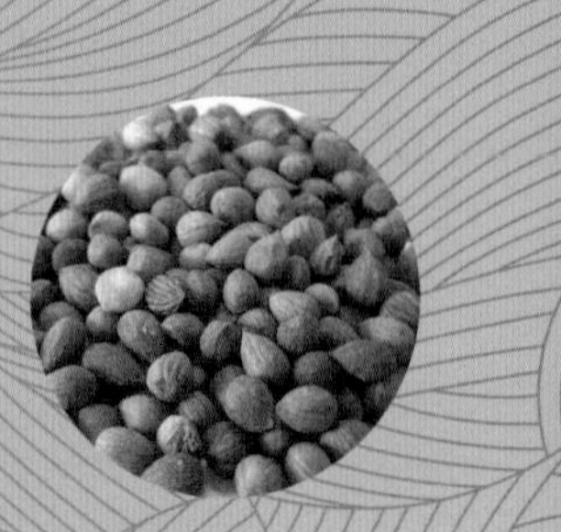

【来源】植物郁李的成熟种子。我国的主要产地在辽宁、河北和内蒙古。果实在夏秋两季成熟时采收，去除果肉和果壳，取出种子，干燥。

【辨别选购】以粒饱满、完整、色黄白者为佳。

【性味归经】辛、苦、甘，平；归脾、大肠、小肠经。

【功能主治】润燥滑肠，通便，下气，利水。用于津枯肠燥，食积气滞，腹胀便秘；水肿，脚气，小便不利。

【用法用量】煎服，6 ~ 12 克，打碎入煎。

【食用禁忌】孕妇慎用。

中医应用

肠燥便秘

郁李仁体润滑降，具缓泻之功，善导大肠燥秘，常配合火麻仁、瓜蒌仁同用。

小便不利、水肿、脚气

郁李仁能利小便而退水肿，对水肿腹满、二便不利者，常与生薏苡仁、冬瓜皮等同用。

现代研究

郁李仁富含油脂，有润肠通便的作用。

常用于治疗便秘、水肿等。

常用方剂推荐

主治气血壅涩，腹胁胀闷，四肢浮肿，坐卧气促

郁李仁散: 郁李仁、牵牛子各 30 克，槟榔、干地黄各 23 克，桂木香、青橘皮、延胡索各 15 克，上药为细末。每次 6 克，食前用温酒调下。

治风热便秘

郁李仁（去皮、尖，炒）、陈橘皮（去白，酒200毫升煮干）、京三棱（炮制）各50克。上三味，捣罗为散。每服15克，空心煎熟水调下。

治产后肠胃燥热，大便秘涩

郁李仁（研如膏）、朴硝（研）各50克，当归（切、焙）、生干地黄（焙）各100克。上四味，将后二味粗捣筛，与二味别研者和匀。每服15克，水200毫升，煎至140毫升，去滓温服，未通更服。

治水气，四肢浮肿，上气喘急，大小便不通

郁李仁、杏仁（炮，去皮、尖）、薏苡仁各50克。为末，米糊丸，如桐子大。每服四十丸，不拘时，米饮下。

治水肿胸满气急

郁李仁（炒）、桑根白皮（炙，锉）、赤小豆（炒）各150克，陈橘皮（汤浸，去白，炒）100克，紫苏75克，茅根（切）200克。上六味，粗捣筛。每服25克，水600毫升，煎至200毫升，去渣温服。

食疗养生法推荐

郁李仁粥

功效

健脾益气，适用于习惯性便秘、水肿腹满、肝硬化腹水等症。

制作材料

粳米100克，郁李仁15克，蜂蜜20克，清水适量。

制作方法

1. 将郁李仁浸泡后洗净，去皮，上炒锅微炒。
2. 然后置于砂锅中，加入适量清水煎煮30分钟，去渣留汁。
3. 在煎好的郁李仁药汁中加入淘洗干净的粳米煮成粥。
4. 调入蜂蜜略煮片刻后即可。

禁忌：糖尿病患者、风寒感冒和咳嗽患者禁食。

金银花

《名医别录》

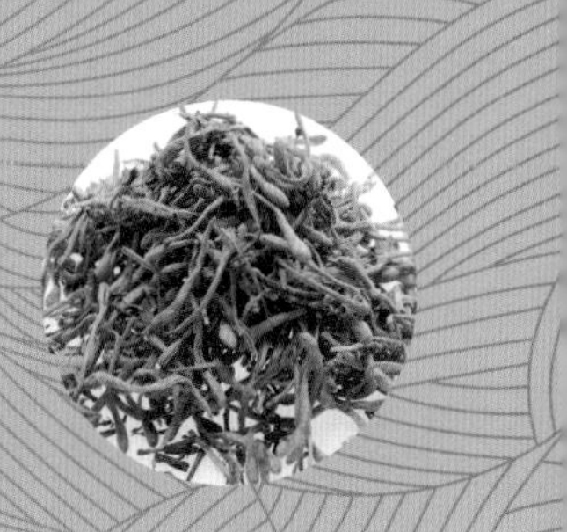

【来源】本品为忍冬科植物忍冬的花蕾或初开的花。主要产地是山东、河南等地。夏季初花未开时采摘，阴干后使用。

【辨别选购】以花未开放、色黄白、肥大者为佳。

【性味归经】甘，寒；归肺、心、胃经。

【功能主治】清热解毒，疏散风热。用于痈肿疔疮、喉痹、丹毒、热毒血痢、风热感冒、温病发热。

【用法用量】生药 10 ~ 30 克；炒药 10 ~ 20 克；炭药 10 ~ 15 克；煎服。

【食用禁忌】脾胃虚寒及气虚疮疡脓清者忌用。

中医应用

外感风热或温病初起

本品甘寒，既清气分热，又清血分热，且在清热之中又有轻微宣散之功，应用时常配合连翘、牛蒡子、薄荷等。

疮痈肿毒、咽喉肿痛

可用金银花煎剂，或单用新鲜者捣烂外敷。

现代研究

金银花对志贺菌属、金黄色葡萄球菌等病菌有很强大的抑制作用；有明显的抗炎解热的作用；可降低胆固醇。

可用于上呼吸道感染、急性细菌性痢疾、急性肠炎等。

常用方剂推荐

主治急性湿疹

金银花汤：金银花62克，菊花62克，黄连9克，土茯苓31克，玉米仁15克，防风15克，蝉蜕9克，甘草9克。水煎内服。上部，加川芎；中部，加桔梗；下部，加牛膝；两上肢，加桂枝；阴囊湿疹久不愈者，加附子、麻黄、细辛、山药；凡流水不止、奇痒甚者，加全蝎、蜈蚣、白鲜皮。

主治发背恶疮

金银花散：金银花120克，甘草30克（炒），上药共为粗末。每服12克，水、酒各150毫升，煎至150毫升，去滓，稍热服之。

治太阴暑温，汗后余邪未尽，头感微胀，视物不清

鲜荷叶边6克，鲜银花6克，西瓜翠衣6克，鲜扁豆花一枝，丝瓜皮6克，鲜竹叶心6克。上药用水400毫升，煮取200毫升，一日2次分服。

食疗养生法推荐

金银花鸡蛋汤

功效

清热解毒，还可以消炎清火、治疗咽痛。

制作材料

金银花15克，鸡蛋1个，清水适量。

制作方法

1. 金银花洗净，用清水浸泡片刻。
2. 鸡蛋去壳，打入碗内。
3. 锅里加入清水300毫升和金银花，大火煮开。
4. 煮5分钟后，放入鸡蛋再次煮沸即可。

备注

宜每天早晨进饮1次，趁热喝汤吃蛋。此量可供1人食用。

青果

《日华子本草》

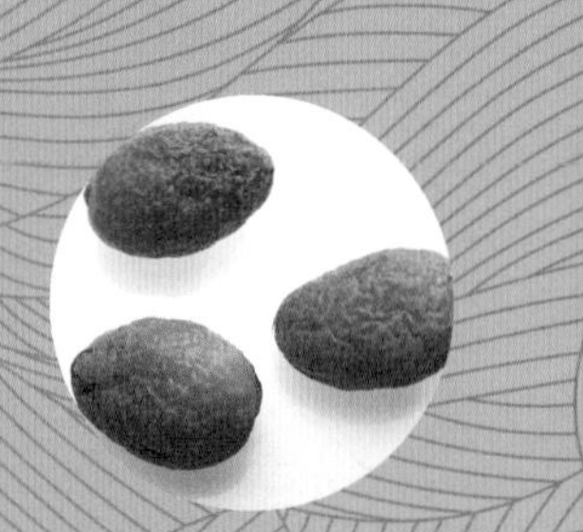

【来源】橄榄的成熟果实，又被称为橄榄。我国的主要产地在热带和亚热带地区，如广东、广西、福建等地。果实在秋季成熟时采摘，晒干或鲜用都可。

【辨别选购】以个大、坚实、肉厚、整齐、灰绿色、味先涩后甜者为佳。

【性味归经】甘、酸，平；归肺、胃经。

【功能主治】清热，利咽，生津，解毒。用于咽喉肿痛、咳嗽痰黏、烦渴口干、鱼蟹中毒。

【用法用量】5 ~ 10 克。

【食用禁忌】阴虚火旺、咳痰带血者禁用。

中医应用

鱼蟹中毒

青果性味甘平能解毒，鲜品单用榨汁或煎汤饮用能够解河豚毒，还有醒酒的功效。

咽喉肿痛、咳嗽烦渴

青果性平，有化痰止咳、生津利咽、清热解毒的功能，与冰片、青黛、硼砂一起用，可治疗咽喉肿痛；用青果鲜品熬制成膏服用，可以治疗咽干口燥、咳嗽痰黏。

现代研究

青果的提取物可以保护因半乳糖胺导致中毒的干细胞；促使唾液分泌，助消化。

可用于急性炎症性皮肤病、口疮等。

常用方剂推荐

清咽止渴

青果膏： 鲜青果200克，胖大海120克，锦灯笼60克，山豆根30克，天花粉120克，麦冬120克，诃子肉120克，上药酌予切碎，水煎三次，分次过滤后去滓，滤液合并，用文火熬煎浓缩至膏状，以不渗纸为度。每30克膏汁兑蜜30克。每服9～15克，一日2次，温开水调化送下。

清热利咽，消肿止痛

青果丸： 青果、金银花、黄芩、北豆根、麦冬、玄参、白芍、桔梗各100克，上八味，粉碎成细粉，过筛，混匀。每100克粉末用炼蜜40～50克加适量的水泛丸，干燥，用玉米朊包衣，晾干，制成水蜜丸；或每100克粉末加炼蜜110～130克制成大蜜丸，即得。

主治耳疳、鼻疳、疳疮不收口者

黑灵药： 青果核（煅存性）21克，冰片0.9克。上为极细末。外敷相应部位。

食疗养生法推荐

橄榄螺头汤

功效

清肺滋阴，利咽喉，祛痰理气，清热解毒。

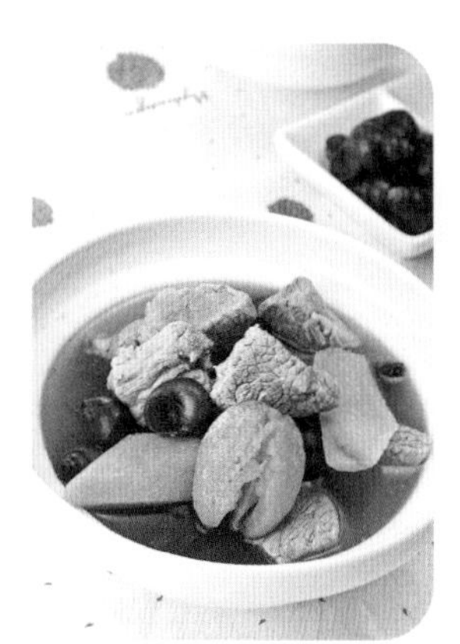

制作材料

净螺头400克，猪瘦肉、橄榄各150克，姜、鸡汤、盐、味精、胡椒粉、料酒各适量。

制作方法

1. 将螺头洗去黑斑及杂质并洗净，姜切片。
2. 将橄榄用刀拍破待用。
3. 将猪瘦肉切块烫熟。
4. 将螺头和橄榄放入锅内，加入适量鸡汤。
5. 放入姜片、猪瘦肉、料酒，并盖上盖子。
6. 上火蒸90分钟左右。
7. 取出盛碗，加入味精、盐、胡椒粉调味即可。

备注

橄榄果实如果色泽特别青绿没有一点儿黄色，说明是被矾水浸泡过的。

鱼腥草

《名医别录》

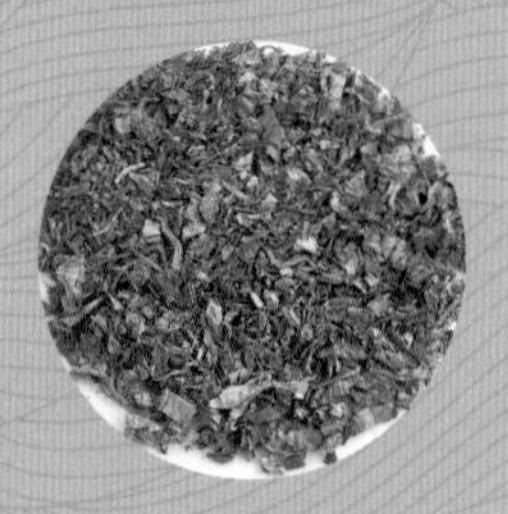

【来源】植物蕺菜的干燥地上部分。我国的主要产地在长江及其以南的地区。夏季生长茂盛时采收，晒干。

【辨别选购】以身干、叶多、无根、有花穗、色灰绿、鱼腥气浓者为佳。

【性味归经】辛，微寒；归肺经。

【功能主治】清热解毒，消痈排脓，利尿通淋。用于肺痈吐脓、痰热喘咳、热痢、热淋、痈肿疮毒。

【用法用量】水煎，15 ~ 25 克；不宜久煎，鲜品用量加倍，水煎或捣汁服。外用适量，捣敷或煎汤熏洗患处。

【食用禁忌】体质虚寒及阴性疮疡者、无红肿热痛者忌用。

中医应用

肺痈、百日咳

鱼腥草清热解毒的作用颇佳。治肺痈胸痛、咳吐脓血，常配桔梗、鲜芦根、瓜蒌皮、冬瓜子、生薏苡仁、桃仁、象贝等；百日咳，常配百部、鹅不食草、麦冬、蜂蜜等。

湿热淋证

鱼腥草有清热除湿、利水通淋的功效，能够清除膀胱湿热，与白茅根、车前草、海金沙等同用，可以治疗小便淋漓涩痛。

热毒疮毒

鱼腥草性辛寒，可以消痈排脓，有清热解毒的功效，常做外痈疮毒的用药，既可与蒲公英、野菊花和金银花等同用，又可鲜品捣烂外敷使用。

现代研究

用乙醚提取鱼腥草的物质，有抗病毒的能力；鱼腥草含有的槲皮素和钾钠盐能刺激肾动脉扩张，从而增加其血流量，因而有较强的利尿作用；鱼腥草素对金黄色葡萄球菌、甲型链球菌、流感嗜血杆菌、肺炎双球菌、结核分枝杆菌等有不同程度抑制作用。

可用于上呼吸道感染、百日咳、小儿急性荨麻疹等。

常用方剂推荐

清热解毒

复方鱼腥草片：鱼腥草 583 克，黄芩 150 克，板蓝根 150 克，连翘 58 克，金银花 58 克。制成片剂，口服，一次 4 ～ 6 片，一日 3 次。

清热解毒，宣肺健脾利水

五草汤：鹿衔草 20 克，益母草 30 克，鱼腥草 15 克，白花蛇舌草 15 克，车前子 15 克，苍术 12 克，麻黄 4 克。水煎服。

治肺痈吐脓吐血

鱼腥草、天花粉、侧柏叶等分。煎汤服之。

治病毒性肺炎，支气管炎，感冒

鱼腥草、厚朴、连翘各 9 克，研末。桑枝 30 克，煎水冲服药末。

治肺病咳嗽盗汗

鱼腥草 60 克，猪肚一个。将鱼腥草置猪肚内炖汤服。每日 1 剂，连用 3 剂。

治痢疾

鱼腥草 18 克，山楂炭 6 克。水煎加蜜糖服。

食疗养生法推荐

鱼腥草茶

功效

鱼腥草泡茶饮用，具有清热解毒、消痈排脓、利水通淋的作用。

制作材料

鱼腥草 25 克，清水适量。

制作方法

1. 将鱼腥草切碎，装入茶包袋中。
2. 将茶包放入锅中，添入适量清水，小火煎煮 15 分钟。
3. 取出茶包，汁液倒入杯中，即可饮服。

备注

可根据需用量增加或减少鱼腥草的用量。

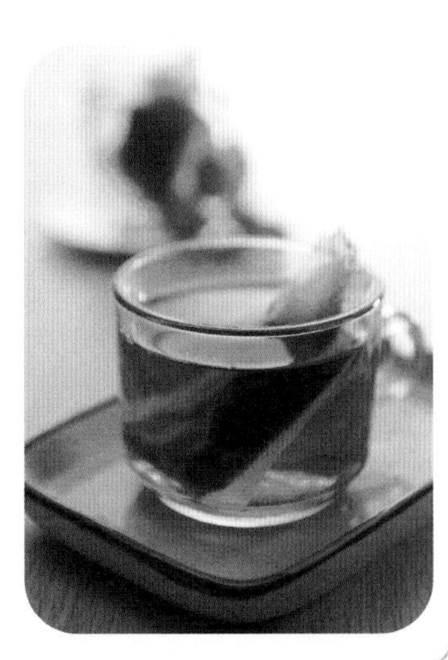

生姜 《名医别录》

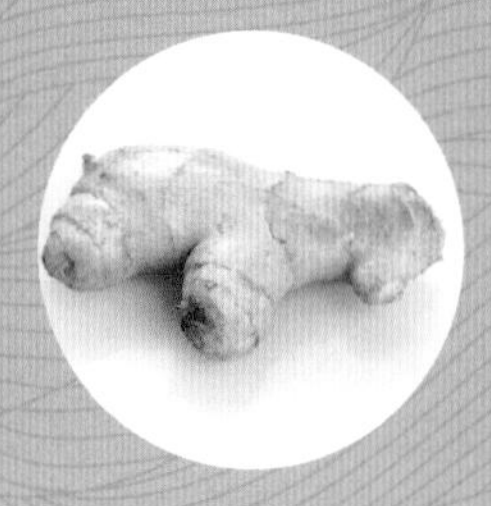

【来源】植物姜的新鲜根茎。我国各地都有生产，秋冬两季采收，生用。

【辨别选购】以块大、粗壮、气味浓者为佳。

【性味归经】辛，微温；归肺、脾、胃经。

【功能主治】解表散寒，温中止呕，化痰止咳，解鱼蟹毒。用于风寒感冒，胃寒呕吐，寒痰咳嗽，鱼蟹中毒等。

【用法用量】一般用量为二三片，煎服。

【食用禁忌】热盛及阴虚内热者忌服。

中医应用

感冒轻症

生姜用于解表主要为发散风寒，发汗作用较弱。感冒轻症时，煎汤，加红糖趁热服用，能得汗而解；配麻黄、桂枝可增强发汗力量。

肺寒咳嗽

生姜性温，可以温肺散寒、化痰止咳，对于肺寒咳嗽，有痰无痰、有无外感者都能使用。与杏仁、麻黄同用，可以治疗风寒咳嗽、头痛、痰多。

胃寒呕吐

生姜性辛温，能温胃散寒、和中降逆，对止呕有较强的疗效，被称为“呕家圣药”，可治疗多种呕吐。与白豆蔻、高良姜等同用，可做温胃止呕药；与半夏同用，可做治疗痰饮呕吐药；与黄连、枇杷叶、竹茹同用，可做清胃止呕药。

现代研究

生姜可以促进消化液分泌，保护胃黏膜，有保肝、利胆、镇痛的作用；常人咀嚼生姜可以升血压；提取物可以兴奋运动中枢、呼吸中枢、心脏等。

可用于小儿遗尿、脂溢性皮炎、牙痛、关节炎等。

常用方剂推荐

治中寒，四肢厥冷强直，失声，口噤吐沫

姜附汤：制附子 9 克，干姜 15 克。水煎服，日 2 次。

治久痢不止，或赤或白

姜苋方：马齿苋 60 克，生姜 60 克。水煎服，日 2 次。

治痰饮内停，心悸怔忡

姜术汤：生姜、白术、茯苓、半夏曲各 15 克，肉桂、甘草（炙）各 0.3 克，上锉。每服 9 克，加大枣煎服。

食疗养生法推荐

生姜滚芥菜汤

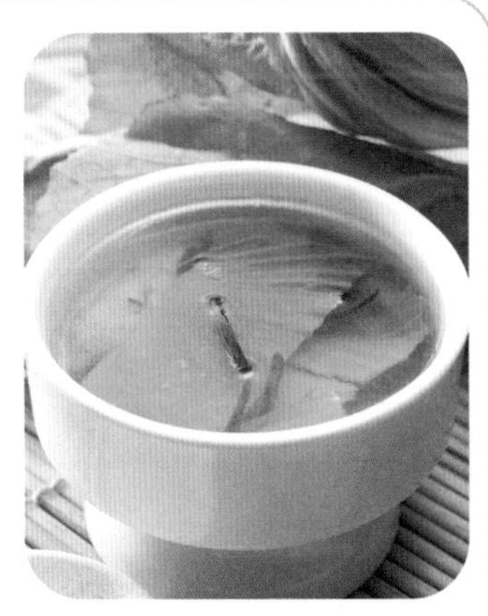

功效

气味清淡而微有辛苦之味，具有宣肺气、祛痰涎的功效，可缓解咽喉干涩的症状；对风寒感冒的头痛咳嗽、筋骨疼痛、痰白等具有良好的治疗效果。

制作材料

芥菜 500 克，生姜 15 克，食盐、食用油、清水各适量。

制作方法

1. 芥菜洗净，切段。
2. 生姜洗净，切厚片，并用刀背拍扁。
3. 把生姜放进锅中，加清水 1500 毫升，武火煲沸。
4 加入芥菜段煮熟，调入食盐、食用油即可。

备注

此量可供 3 ~ 4 人食用。

枳椇子

《新修本草》

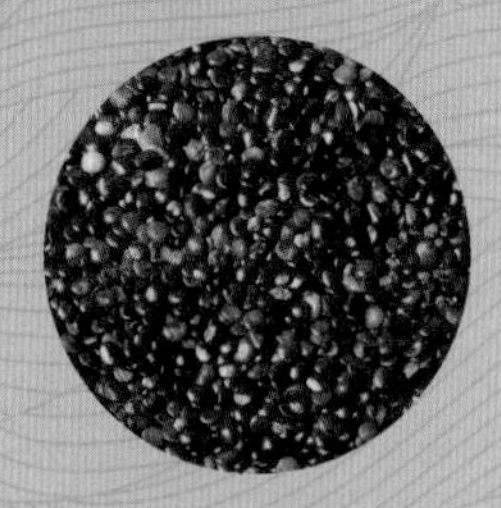

【来源】植物枳椇的果实或种子。我国的主要产地是广东、福建、浙江、安徽等地。果实一般在10到11月份成熟，果实带柄摘下，取出种子，晒干，生用。

【辨别选购】种皮坚硬，胚乳白色，子叶淡黄色，肥厚，均富油质，饱满、有光泽者为佳。

【性味归经】甘、酸，平；归脾经。

【功能主治】利水消肿、解酒毒。用于醉酒、烦渴、呕吐、二便不利。

【用法用量】煎服，10～15克。

【食用禁忌】脾胃虚寒者禁用。

中医应用

酒醉

枳椇子可解酒毒，与麝香一同研成末，面糊为丸，可以治疗酒醉后出现的不适之证；与红甘蔗、炖猪心肺一同使用，可以治疗饮酒过度、吐血。

水肿

枳椇子能通利二便而消肿，与泽泻、椿皮、猪苓等同用，可治疗小便不利、水湿停蓄导致的水肿。

现代研究

枳椇子有利尿的功效；含有的皂苷成分可以降压；匀浆液有增强身体抗寒耐热的功能。

可用于饮酒过度、小便不利等。

常用方剂推荐

治饮酒多，熏蒸五脏，肌肉消烁
枳椇子 60 克，麝香 3 克，上为末，面糊丸，梧桐子大。每服三十丸，空心盐汤吞下。

治醉酒
枳椇子 12 克（杵碎），葛花 9 克，煎水冷服。

治热病烦渴，小便不利
枳椇子、知母各 9 克，金银花 24 克，灯心 3 克。水煎服。

治伤暑烦渴，头晕
枳椇子、竹叶各 30 克。水煎服。

食疗养生法推荐

枳椇子粥

功效
解酒毒，除烦渴。

制作材料
枳椇子 15 克，粳米 50 克，白砂糖、清水适量。

制作方法
1. 枳椇子捣碎，加入适量清水煎煮 10 分钟，去渣留汁。
2. 在煎好的枳椇子药汁中加入淘洗干净的粳米煮成粥。
3. 调入白砂糖适量即可。

枸杞子

《神农本草经》

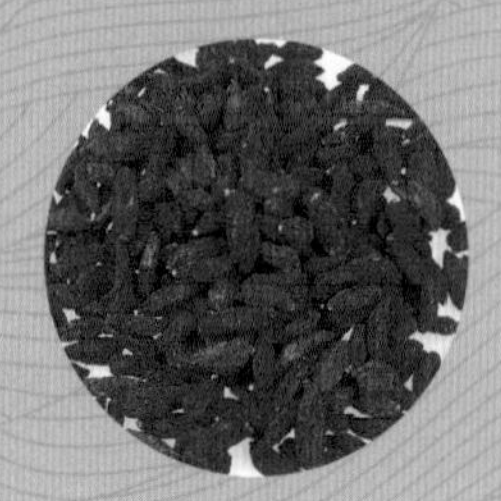

【来源】植物枸杞的成熟果实，我国的主要产地是宁夏、新疆、甘肃等地。当果实呈橙红色时采收，晒干，生用。

【辨别选购】以粒大、肉厚、籽小、色红、质柔、味甜者为佳。

【性味归经】甘，平；归肝、肾经。

【功能主治】滋补肝肾，益精明目。用于虚劳精亏、腰膝酸痛、眩晕耳鸣、内热消渴、血虚萎黄、目昏不明。

【用法用量】6 ~ 12 克。

【食用禁忌】外邪实热、脾虚有湿及泄泻者忌服。

中医应用

滋肝肾阴

枸杞子能够滋肝肾阴，能够补肝肾精。

益精血

枸杞子可治疗精血不足所致的视力减退、耳聋、须发早白、头晕目眩等症。

现代研究

枸杞子能够增强免疫力，促进造血功能；还有抗衰老、降血脂等作用。

可用于高脂血症、慢性肝炎、斑秃等。

常用方剂推荐

治肝肾不足或干涩眼病

熟地黄 24 克，牡丹皮 9 克，山萸肉 12 克，山药 12 克，泽泻 9 克，茯苓 9 克，水煎服。

治劳伤虚损

枸杞子 600 克，干地黄（切）200 克，天门冬 200 克。上三物，细捣，曝令干，以绢罗之，蜜和作丸。

夜盲，视力衰退

枸杞子 6 克，白菊花 6 克，泡水代茶。

治妊娠呕吐

枸杞子 50 克，黄芩 50 克，置带盖瓷缸内，以沸水冲浸，待温时频频饮服。

治萎缩性胃炎

枸杞子晒干，每日 20 克，分 2 次空腹时嚼服。

食疗养生法推荐

党参枸杞子黄鳝煲猪脊骨

功效

此汤清润平补，能滋阴养血、强精补肾，对肾虚腰痛及女性筋骨酸痛、神疲乏力等有辅助疗效。

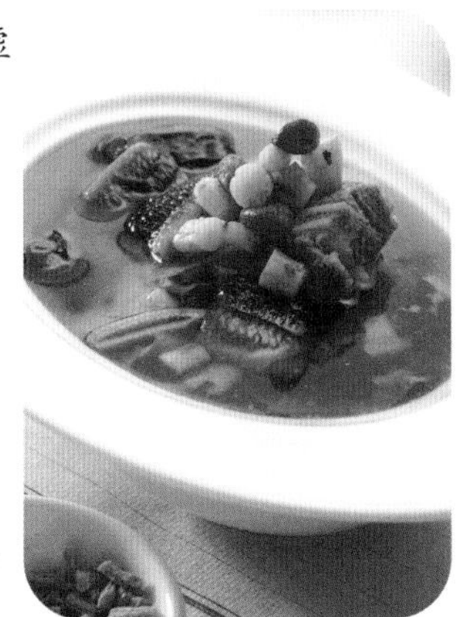

制作材料

党参 15 克，枸杞子 12 克，黄鳝 300 克，猪脊骨 500 克，红枣 4 个，食盐、清水适量，生姜 3 片。

制作方法

1. 党参、枸杞子洗净。
2. 黄鳝宰后用食盐水冲洗，擦去黏液，切片。
3. 猪脊骨洗净，敲裂。
4. 红枣洗净，去核。
5. 所有主料一起与生姜下瓦煲，加入清水 3000 毫升，武火煲沸。
6. 改文火煲 2 小时，调入食盐即可。

备注

此量可供 3 ～ 4 人食用。

栀子

《神农本草经》

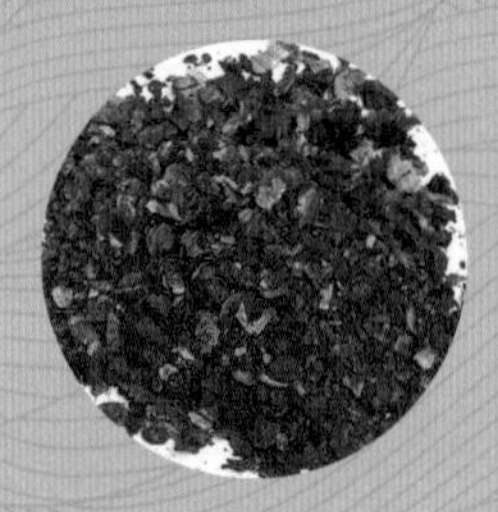

【来源】植物栀子的成熟果实。我国的主要产地是长江以南地区。在 9 ~ 11 月果实成熟时采收，生用、炒用或炒焦用。

【辨别选购】表皮光亮、圆润，表皮上的筋叶片越短越好，不宜挑选颜色过深和表面出现发霉迹象的。

【性味归经】苦，寒；归心、肺、三焦经。

【功能主治】泻火除烦，清热利湿，凉血解毒；外用消肿止痛。用于热病心烦、湿热黄疸、淋证涩痛、血热吐衄、目赤肿痛、火毒疮疡；外治扭挫伤痛。

【用法用量】内服：煎汤，5 ~ 10 克；或入丸、散。外用：适量，研末掺或调敷。

【食用禁忌】脾虚便溏者不宜用；吐血衄血、非阳火暴发者忌之。

中医应用

热病发热，心烦不宁等症

栀子善能泻火泄热而除烦。在外感热病的气分证初期，见有发热、胸闷、心烦等症，配豆豉以透邪泄热、除烦解郁；高热烦躁、神昏谵语等症，配黄连以泻火、清邪热。

湿热郁结

本品能泄热利湿，常与黄柏、茵陈蒿等同用，可治湿热郁结所致的黄疸、面目皮肤发黄、疲倦、饮食减少等症。

热毒实火

栀子有凉血止血、清热解毒的作用，可治热毒实火引起的吐血、鼻衄、尿血、目赤肿痛和疮疡肿毒等症。血热妄行，配生地、侧柏叶、丹皮等；目赤肿痛，配菊花、石决明等；疮疡肿毒，配黄连、银花、连翘等。

跌仆损伤

生栀子研末，与面粉、黄酒调服，有消肿活络的作用，为民间常用的“吊筋药”，可治跌仆损伤、扭挫伤、皮肤青肿疼痛等症，尤其适用于四肢关节附近的肌肉、肌腱损伤。

现代研究

栀子中含有利胆的成分，能够促进胆汁分泌；栀子煎剂有降压作用；能降低动脉硬化。

可用于闭合性软组织损伤、急性水肿型胰腺炎等。

常用方剂推荐

治脾脏瘀热不散，心神烦乱

栀子丸：栀子仁、栝楼子（炒）、苦参（锉）各 30 克。上药捣罗为末，醋渍鸡子 2 枚，和匀为丸，如梧桐子大。每服 30 丸，温水下，一日四五次。

治肝实热，目眦痛如刺

栀子仁煎：栀子仁、蕤仁、决明子各 30 克，车前叶、秦皮各 38 克，石膏 60 克（碎如小豆大），苦竹叶 15 克，细辛 15 克，赤蜜 30 克。上九味，吹咀。以井花水 300 毫升，煮取 210 毫升，以绵滤之，贮器中密封。以药汁缓缓滴目中。

主治邪热干胆，神思不宁，喜怒狂躁，口苦舌干

山栀子饮：山栀子仁 45 克，甜竹茹（微炒）30 克，豉 1 升，大青叶 24 克，陈橘皮（汤浸，去白，焙）30 克。上为粗末。每服 9 克，水 200 毫升，入蜜少许，煎至 7 分，去滓温服，食后、夜卧各 1 次。

食疗养生法推荐

栀子仁莲子粥

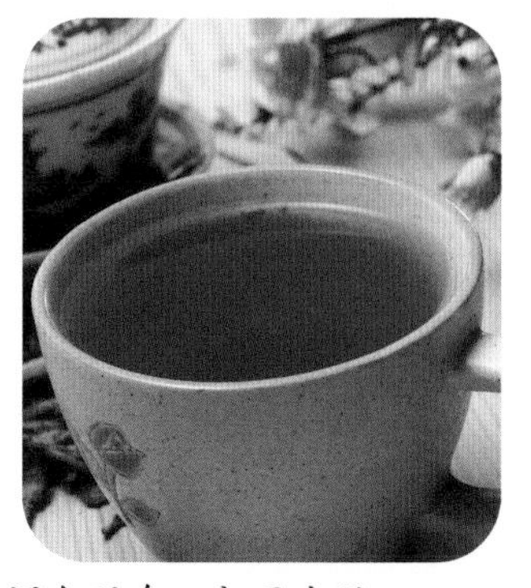

功效

清热化湿，主治老年性阴道炎证属湿热下注兼有心火盛者，症见带下色黄、心烦易怒、失眠。

制作材料

栀子仁 5 克，莲子 10 克，粳米 50 克，白砂糖适量。

制作方法

1. 栀子仁碾成细末。
2. 先煮莲子、粳米。
3. 粥成时，调入栀子末稍煮即可，加白砂糖适量调匀服食，分两次服，每日 1 剂，每一疗程连服 3 ～ 5 日。

禁忌：邪在表、虚火上升者禁用。

砂仁

《药性论》

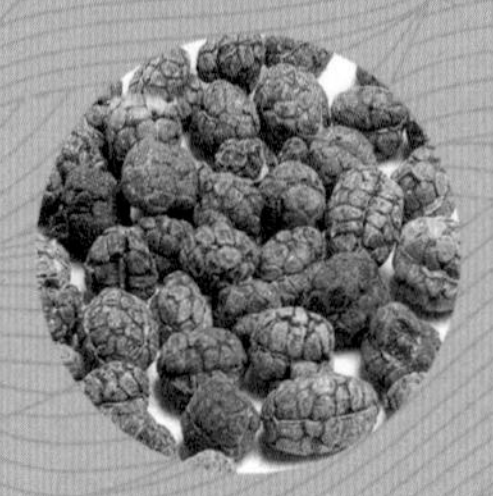

【来源】植物砂的干燥成熟果实，有阳春砂、绿壳砂、海南砂。主要产于广东、广西、云南、海南。夏秋收获，干燥后使用。

【辨别选购】以身干、个大、坚实饱满、仁色棕红、气味浓厚者为佳。

【性味归经】辛，温；归脾、胃、肾经。

【功能主治】化湿开胃，温脾止泻，理气安胎。用于湿浊中阻，脘痞不饥，脾胃虚寒，呕吐泄泻，妊娠恶阻，胎动不安。

【用法用量】3 ~ 6 克；入煎剂宜后下。

【食用禁忌】阴虚有热者忌服。

中医应用

脾胃虚寒吐泻

砂仁性温，有温中暖胃、止呕止泻的功效。单用研末或与附子、干姜等同用。

胎动不安

砂仁能够行气和中、止呕安胎。妊娠期呕逆不断，可单用也可与白术、苏梗等同用；与白术、人参、熟地黄等同用，可以益气安胎。

现代研究

砂仁煎剂可以增强胃的功能，促进消化液分泌和肠道运动，能排出积气、帮助消化。

可用于乳腺炎、消化不良、恶心呕吐、妊娠呕吐、腹泻等。

常用方剂推荐

和胃气，消宿食，理腹痛，调脾

沉香 30 克，缩砂仁、乌药各 60 克，净香附 60 克，甘草（炙）30 克。上除沉香不过火，余四味锉焙，仍同沉香研为细末。每服 3 克，用温盐汤无时调服，或空心烧盐汤调下亦好，紫苏、枣汤尤妙。

消食和中，下气止心腹痛

砂仁炒研，袋盛浸酒，煮饮。

治痰气膈胀

砂仁捣碎，以萝卜汁浸透，焙干为末。每服 6 克，食远，沸汤服。

治气虚肿满，痰饮结聚，脾胃不和

人参 3 克，白术 6 克，茯苓 6 克，甘草 2.1 克，陈皮 2.4 克，半夏 3 克，砂仁 2.4 克，木香 2.1 克，生姜 6 克。水煎服。

治妊娠胃虚气逆，呕吐不食

砂仁不拘多少，上为细末。每服 6 克，入生姜汁少许，沸汤点服，不拘时候。

食疗养生法推荐

砂仁陈皮鲫鱼汤

功效

健脾祛湿，治疗水湿内困、脾胃运化不畅。

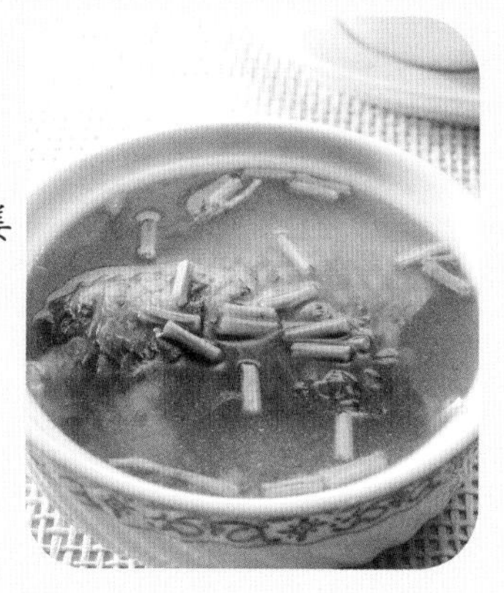

制作材料

鲫鱼 300 ~ 400 克，砂仁 6 克，陈皮 1/4 个，芫荽 4 棵，食盐、花生油、清水各适量，生姜 3 片。

制作方法

1. 砂仁碾碎。
2. 陈皮用清水浸泡片刻，刮去瓤。
3. 芫荽洗净，切段。
4. 鲫鱼去鳞、肠杂。
5. 锅中放入花生油烧热，将鲫鱼放入油锅中，慢火煎至两面微黄。
6. 把陈皮与生姜放进瓦煲内，加入清水 2500 毫升，武火煲沸。
7. 放入鲫鱼，水沸后改为文火煲 2 小时。
8. 加入砂仁稍煮，放芫荽段、食盐即可。

备注

此量可供 3 ~ 4 人食用。

胖大海

《本草纲目拾遗》

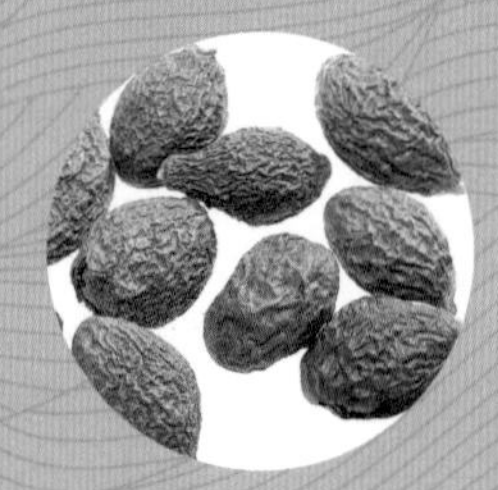

【来源】为梧桐科植物胖大海的成熟种子。主要生产国有泰国、越南、印度等。果实成熟时，采收种子。晒干。

【辨别选购】以个大、外皮细、淡黄棕色、有细皱纹及光泽、无破皮者为佳。

【性味归经】甘、寒；归肺、大肠经。

【功能主治】清热润肺，利咽开音，润肠通便。用于肺热声哑、干咳无痰、咽喉干痛、热结便秘、头痛目赤。

【用法用量】2 ～ 4 枚，沸水泡服或煎服。

【食用禁忌】脾胃虚寒体质，风寒感冒引起的咳嗽、咽喉肿痛者不宜服用。

中医应用

肺热声哑，咽喉疼痛，咳嗽

本品甘寒质轻能清宣肺气、化痰利咽开音。常单味泡服，亦可与桔梗、甘草等同用。

燥热便秘，头痛目赤

本品能润肠通便、清泄火热，可单味泡服，也可配清热泻下药以增强药效。

现代研究

胖大海素能够收缩血管平滑肌，对黏膜炎症有改善的作用，可减轻痉挛疼痛，还有促进肠蠕动、缓泻的作用。

可用于红眼病、腹泻等。

常用方剂推荐

治干咳失音、咽喉干痛、牙龈肿痛

胖大海 5 枚，甘草 3 克。炖茶饮服，老幼者可加入冰糖少许。

治大便出血

胖大海数枚，开水泡发，去核，加冰糖调服。

咽喉肿痛，失音声哑，口燥舌干

青果膏： 鲜青果 160 克，胖大海 60 克，天花粉 60 克，麦冬 60 克，柯子肉 60 克。水煎 3 次，分次过滤后去滓，滤液合并，用文火熬煎，浓缩至膏状，以不渗纸为度，每两膏汁兑蜜 30 克。每服 9 ～ 15 克，温开水调化送下，一日 2 次。

食疗养生法推荐

大海榄茶

功效

胖大海味甘而性寒，利咽开音；木蝴蝶性凉，清肺利咽；桔梗宣肺祛痰；甘草缓急和中，调和各药；咸柑橘能利咽化痰。诸药合用，能清肺热、利咽喉、缓解咽炎症状。

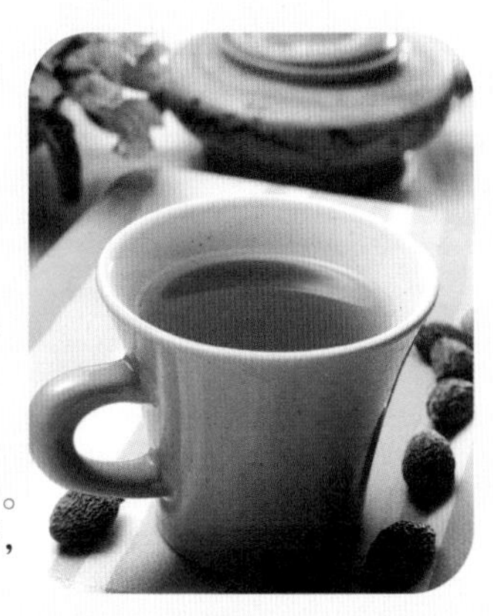

制作材料

桔梗 10 克，甘草、木蝴蝶各 6 克，胖大海 2 枚，咸柑橘适量。

制作方法

1. 将桔梗、甘草、木蝴蝶、胖大海用凉开水洗净。
2. 杯中放入桔梗、甘草、木蝴蝶、胖大海、咸柑橘，用开水冲泡。
3. 冲泡 20 分钟即成。

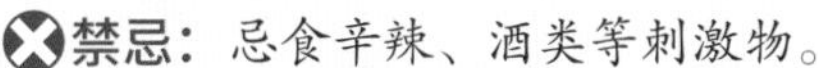

禁忌： 忌食辛辣、酒类等刺激物。

茯苓

《神农本草经》

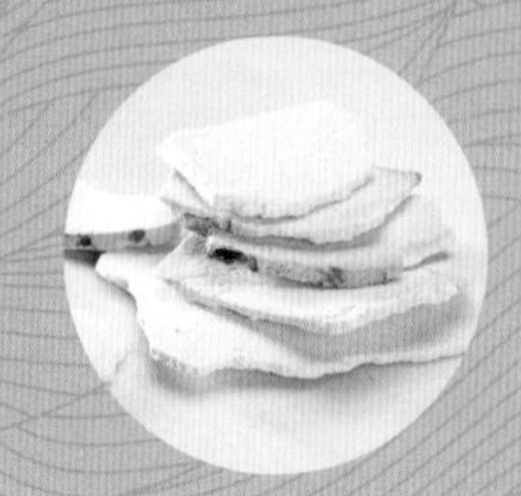

【来源】真菌茯苓的干燥菌核。主要产地是云南、四川、安徽等地。夏秋季节挖取，阴干。

【辨别选购】以体重坚实、外皮色棕褐、无裂隙、断面色白细腻、嚼之粘牙力强者为佳。

【性味归经】甘、淡，平；归心、肺、脾、肾经。

【功能主治】利水渗湿，健脾宁心。用于水肿尿少、痰饮眩悸、脾虚食少、便溏泄泻、心神不安、失眠。

【用法用量】煎服，9 ~ 15 克。

【食用禁忌】肾虚多尿、虚寒滑精、气虚下陷、津伤口干者慎服。

中医应用

痰饮咳嗽，痰湿入络，肩背酸痛

茯苓既能利水渗湿，又具健脾作用，对于脾虚不能运化水湿，停聚化生痰饮之证，具有治疗作用。痰饮咳嗽，可配半夏、陈皮，也可配桂枝、白术；痰湿入络、肩酸背痛，可配半夏、枳壳。

脾虚泄泻，带下

茯苓既能健脾，又能渗湿，对于脾虚运化失常所致泄泻、带下，有标本兼顾之效，常与党参、白术、山药等配伍，又可用作补肺脾、治气虚之辅佐药。

心悸、失眠等症

茯苓能养心安神，故可用于心神不安、心悸、失眠等症，常与人参、远志、酸枣仁等配伍。

小便不利，水肿

茯苓功能利水渗湿，且药性平和，利水而不伤正气，为利水渗湿要药。凡小便不利、水湿停滞的症候，不论偏于寒湿，或偏于湿热，或属于脾虚湿聚，均可配合应用。偏于寒湿者，可配桂枝、白术等；偏于湿热者，可配猪苓、泽泻等；脾气虚者，可配党参、黄芪、白术等；虚寒者，可配附子、白术等。

现代研究

茯苓有增强免疫力的功能；有利尿、镇静、抗肿瘤、降血糖、增加心肌收缩力的作用。可用于肝炎、小儿秋季腹泻、精神分裂症等。

常用方剂推荐

治漏精白浊
盐、白茯苓、山药各 30 克。为末，枣肉和蜜丸梧子大。每枣汤下三十丸。盖甘以济咸，脾肾两得也。

治痫后虚肿
小儿痫病瘥后，血气上虚，热在皮肤，身面俱肿。玉竹、冬葵子、龙胆、茯苓、前胡等分，为末。每服 3 克，水煎服。

治肾虚白浊
肉苁蓉、鹿茸、山药、白茯苓等分，为末，米糊丸梧子大，每枣汤下三十丸。

食疗养生法推荐

冬瓜茯苓蛏肉汤

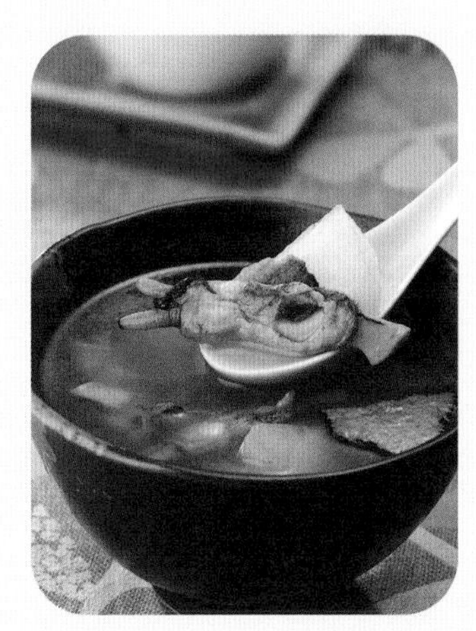

功效
解热利尿，利水渗湿。

制作材料
冬瓜 300 克，蛏肉 150 克，茯苓、陈皮、盐、味精各适量。

制作方法
1. 将冬瓜洗净切块。
2. 将茯苓、陈皮洗净。
3. 将蛏肉洗净。
4. 锅内添适量清水。
5. 放入蛏肉、冬瓜块、茯苓、陈皮。
6. 盖盖，用大火煮沸，转小火煲 2 小时。
7. 撒盐、味精调味即可。

备注
买回家的蛏子要放入盐水中，使其吐尽泥沙。

香橼

《本草拾遗》

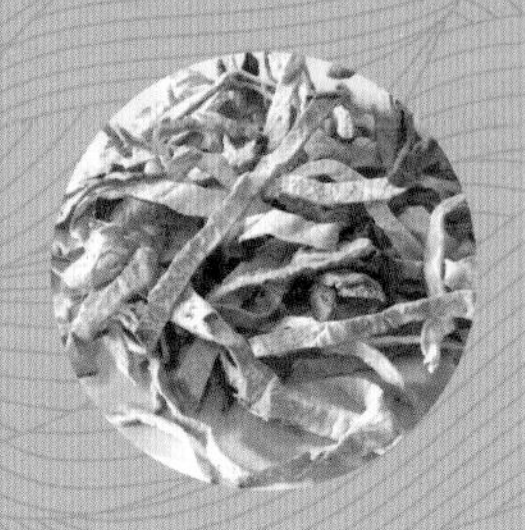

【来源】枸橼或香橼的成熟果实，主要产地是广东、广西、浙江、江苏等地。秋季采收，鲜品切片，干燥。

【辨别选购】以个大形圆、有疙瘩、色黑绿、皮厚者，或身干、色黄、圆形片薄、肉色白、香气浓者为佳。

【性味归经】辛、苦、酸，温；归肝、脾、肺经。

【功能主治】疏肝理气，宽中，化痰。用于肝胃气滞、胸胁胀痛、脘腹痞满、呕吐嗳气、痰多咳嗽。

【用法用量】3 ~ 10 克。

【食用禁忌】尚不明确。

中医应用

痰饮咳嗽

香橼能苦燥降泄、化痰止咳、入肺经，可宽胸，与生姜、半夏、茯苓同用，可治疗痰多、咳嗽、胸闷等。

气滞脘腹胀痛

香橼归脾经，可醒脾，入脾胃以行气宽中，与砂仁、木香、藿香同用，对脘腹胀痛、呕恶食少、嗳气吞酸等有治疗作用。

肝郁胸胁胀痛

香橼辛能行散，能疏泄，入肝经能理气止痛，与柴胡、佛手、郁金配伍，能治疗肝郁胸胁胀痛。

现代研究

香橼有抗炎、抗病毒的作用；有促进胃肠蠕动、健胃等功效。

可用于浅表性胃炎、胃脘痛等。

常用方剂推荐

治鼓胀

陈香橼一枚（连瓤），大核桃肉二枚（连皮），缩砂仁 6 克（去膜）。各煅存性为散，砂糖拌调。空心顿服。

治咳嗽

香橼（去核）切成薄片，与黄酒同煮，煮至软烂，用蜂蜜拌匀，五更时唤起服用。

治气逆不进饮食或呕哕

陈香橼 2 个，川贝 45 克（去心），当归 30 克（炒黑），白通草（烘燥）30 克，陈西瓜皮 30 克，甜桔梗 9 克。共研细末，用白檀香劈碎煎浓汁泛为丸，如桐子大，每服 9 克，开水送下。虚者酌用。

化痰行气，止咳平喘

鲜香橼 30 克，切碎放在有盖的碗中，加入等量的麦芽糖，隔水蒸数小时，以香橼稀烂为度，每服一匙，早晚各一次。

行气，止痛，健胃，化食

盐渍香橼：香橼切片，于通风处晾干，用适量食盐腌渍放入玻璃瓶或瓷罐中备用。每用 10 ～ 20 克，用开水冲至咸淡适宜时服用。

食疗养生法推荐

香橼米醋浸海带

功效

舒肝解郁、软坚散结，适用于肝郁气滞型单纯性甲状腺肿。

制作材料

鲜海带 120 克，香橼 9 克，米醋 1000 克。

制作方法

1. 将香橼、海带清洗干净，放入容器中。
2. 将米醋倒入容器内。
3. 浸泡 7 日后，可以食用。

备注

每日吃海带 6 ～ 9 克，连食 2 周。

香薷 《名医别录》

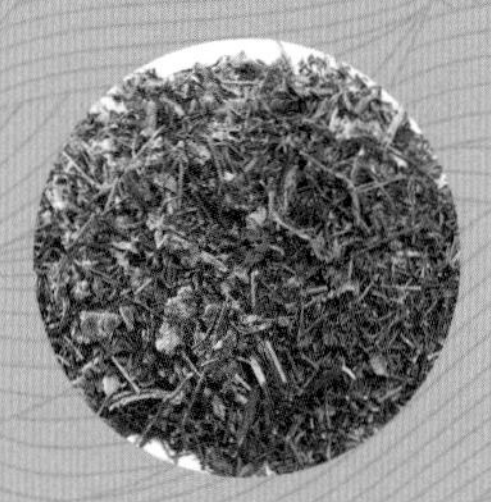

【来源】植物石香薷或江香薷的干燥地上部分。石香薷主产于广东、广西、福建，江香薷主产于江西。夏秋二季茎叶茂盛、果实成熟时采割，除去杂质，晒干。

【辨别选购】以质嫩、穗多、香气浓者为佳。

【性味归经】辛，微温；归肺、脾、胃经。

【功能主治】发汗解表，和中化湿。用于暑湿感冒、恶寒发热、头痛无汗、腹痛吐泻、水肿、小便不利。

【用法用量】内服：煎汤，3 ~ 9 克，或研末。用于发表时，量不宜过大，且不宜久煎；用于利水消肿时，量宜稍大，且需浓煎。

【食用禁忌】本品辛温发汗之力较强，表虚者忌服。

中医应用

夏季风寒感冒

香薷发散风寒，有发汗解表的作用，多用于夏季贪凉、感受风寒所引起的发热、恶寒、头痛、无汗等症，且往往与藿香、佩兰等配合应用。

现代研究

香薷具有解热镇痛作用；对离体肠有抑制作用；可增强机体免疫；具有较强的广谱抗菌作用，具有一定的抗病毒作用；具有降压和降低胆固醇作用；尚有利尿、镇咳和祛痰作用。

可用于感冒、口臭、中暑、腹泻等。

常用方剂推荐

宽中和气，治饮食不节、伤寒头痛

香薷汤：白扁豆（炒）、茯神、厚朴（去粗皮，姜汁炒）各30克。香薷（去土）60克，甘草（炙）15克。上为细末。每服6克。

主治成人小儿伤暑伏热、烦渴瞀闷、头目昏眩

香薷30克，紫苏15克，干木瓜15克，藿香15克，茯神15克，甘草（炙）7.5克，檀香7.5克，丁香7.5克，上为细末，炼蜜为丸，每两作三十丸。每服一丸至二丸，细嚼，温汤送下，或新汲水化下。

食疗养生法推荐

香薷柠檬酒

功效

该药酒具有健脾益胃的功效，可用于治疗高脂血症、高血压病等。

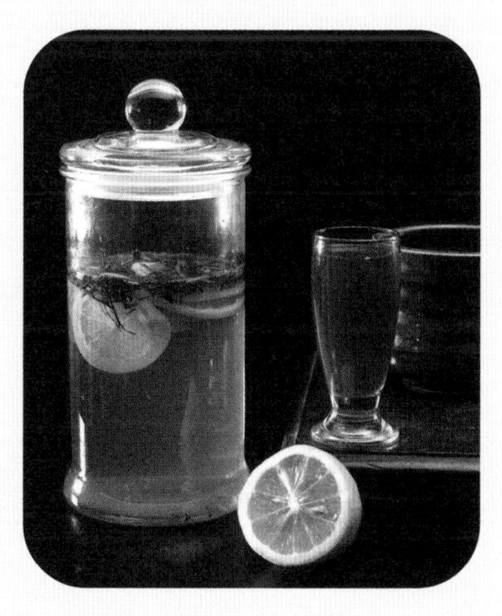

制作材料

白酒500毫升，香薷25克，柠檬1枚，蜂蜜80克。

制作方法

1. 将香薷、柠檬洗净、晾干，柠檬切片，放在玻璃瓶中。
2. 玻璃瓶中倒入白酒，密封。
3. 浸泡7天后，拣去柠檬，继续浸泡7天，瓶中加入蜂蜜，拌匀即可饮用。

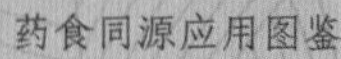

桃仁

《神农本草经》

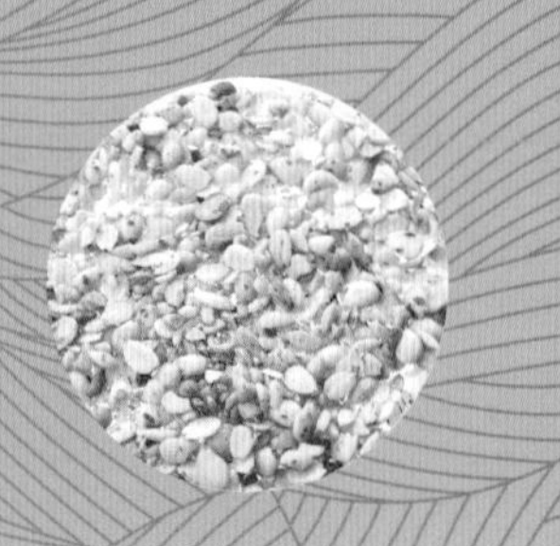

【来源】植物桃的成熟种子。全国各地均产；野生山桃主要产地是河北、河南、山东、云南等地。除去果肉及核壳，取出种子，去皮晒干。

【辨别选购】以身干、颗粒均匀、饱满整齐、完整者为佳。

【性味归经】苦、甘，平；归心、肝、大肠经。

【功能主治】活血祛瘀，润肠通便，止咳平喘。用于闭经、痛经、癥瘕痞块、跌扑损伤，肠燥便秘，肺痈肠痈，咳嗽气喘。

【用法用量】煎服，5 ~ 10 克，捣碎用。

【食用禁忌】孕妇忌用，便溏者慎用。本品有毒，不可过量。

中医应用

瘀血阻滞病证，痈肿

本品味苦，入心肝血分，善泄血滞，祛瘀力强，又称破血药，为治疗多种瘀血阻滞病症的常用药。本品配清热解毒药，可用于消痈。瘀血经闭、痛经，常与红花相须为用，并配当归、川芎、赤芍等；产后瘀滞腹痛，常配炮姜、川芎等；肺痈，可配苇茎、冬瓜仁等；肠痈，配大黄、丹皮等。

便秘

本品富含油脂，能润燥滑肠，故可用于肠燥便秘证。

咳嗽气喘

本品能降肺气，有止咳平喘之功，煮粥食用可治咳嗽气喘。

现代研究

桃仁中含有 45% 的脂肪油可以润滑肠道，利于排便；桃仁中含有的苦杏仁苷能够镇咳平喘及抗肝纤维化；桃仁水煎剂及提取物有抗炎、抗菌、抗过敏的作用。

可用于急慢性肾炎、肺炎、冠心病等。

常用方剂推荐

血瘀证，月经不调

当归、熟地、川芎、白芍 、桃仁、红花各 15 克，在所有药材里先加入适量的酒，再加水煎煮即可，早晚空腹饮用，任何温度都可以。

肠痈，局部肿胀

大黄 12 克，牡丹皮 3 克，桃仁 9 克，冬瓜子 30 克，芒硝 6 克，以水六升，煮取一升，芒硝溶服，早晚服用。

产后恶露不行，小腹冷痛

全当归 24 克，川芎 9 克，桃仁 6 克，干姜 2 克，炙甘草 2 克，水煎服或加黄酒同煎，早晚服用。

食疗养生法推荐

桃仁山药泥

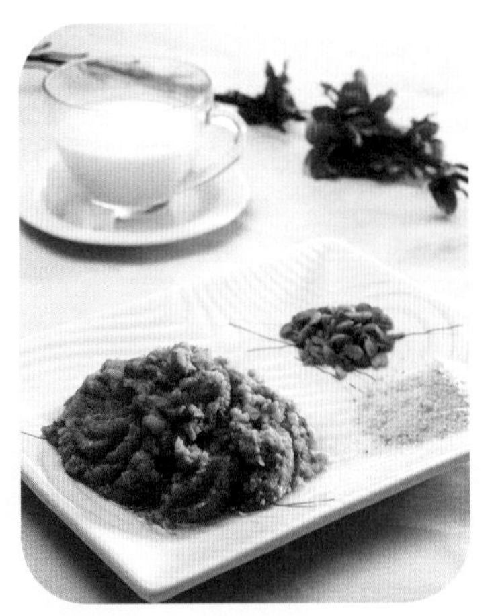

功效

润肠通便。

制作材料

山药 500 克，熟米粉 75 克，油酥桃仁 50 克，山楂糕适量，白糖、花生油各适量。

制作方法

1. 山药去皮洗净，入笼蒸熟，取出拍成泥。
2. 油酥桃仁剁成碎粒。
3. 山楂糕切成碎粒。
4. 锅内注油烧至四成热，放入山药泥、熟米粉翻炒。
5. 加白糖、油酥桃仁粒炒匀。
6. 撒上山楂糕粒，装盘即成。

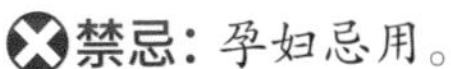

禁忌：孕妇忌用。

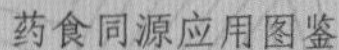

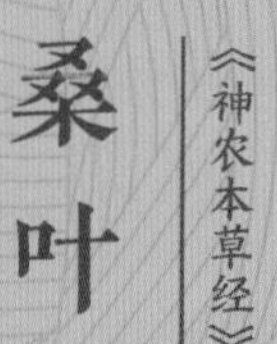

桑叶

《神农本草经》

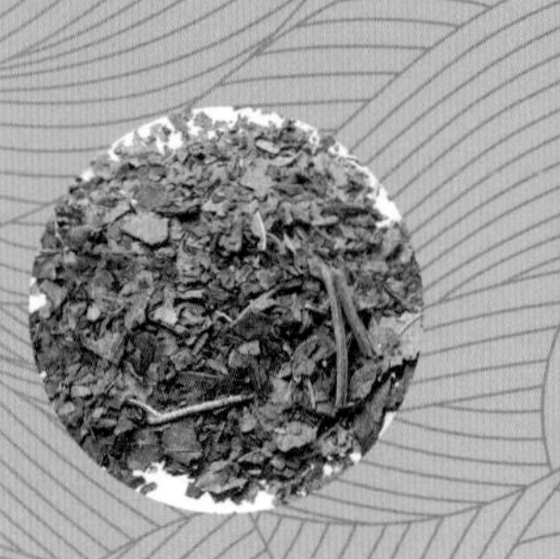

【来源】植物桑树的叶。我国各地均有栽培和野生。初霜后采收，晒干。

【辨别选购】以叶片完整、大而厚、色黄绿者为佳。

【性味归经】甘、苦，寒；归肺、肝经。

【功能主治】疏散风热，清肺润燥，清肝明目。用于风热感冒、肺热燥咳、头晕头痛、目赤昏花。

【用法用量】内服：煎汤，6 ~ 10 克；或入丸、散。外用：适量，煎水洗或捣敷。

【食用禁忌】月经期的妇女和孕妇忌用。

中医应用

外感风热、头痛、咳嗽等症

桑叶善于散风热而泻肺热，可用于治疗外感风热、头痛、咳嗽等，常与菊花、金银花、薄荷、前胡、桔梗等配合应用。

现代研究

桑叶煎剂对乙型溶血性链球菌、金黄色葡萄球菌等多种致病菌有抑制作用；能促进人体蛋白质的合成，排出体内胆固醇，降低血脂。

可用于肺脓肿、水肿、化脓性中耳炎。也可用于头痛、咳嗽等。

常用方剂推荐

桑菊饮：主治风温初起。但咳、身热不甚、口微渴，脉浮数。桑叶 8 克，菊花 3 克，杏仁 6 克，连翘 5 克，桔梗 6 克，薄荷 3 克，甘草 3 克，芦根 6 克。水煎服 200 毫升，一日 2 次。

主治小儿虚滑泄泻，频数不止

桑叶散：人参、茯苓、藿香、干姜（焙）各等分，上为末。小儿泻，每服 1.5 克，桑叶汤调服；大人泻，每服 3 克。

食疗养生法推荐

桑叶酒

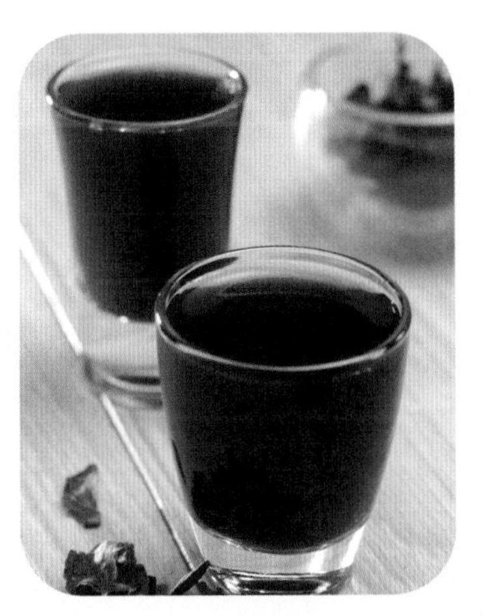

功效

疏风益肺，降压明目，适用于风热头痛、目赤昏花。

制作材料

黄酒 300 毫升，桑叶 10 克。

制作方法

1. 将桑叶择净，放入锅中。
2. 加入适量黄酒。
3. 小火将黄酒煎沸，取汁分 2 次饮服。

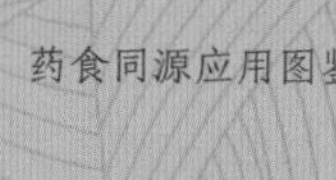

桑椹

《新修本草》

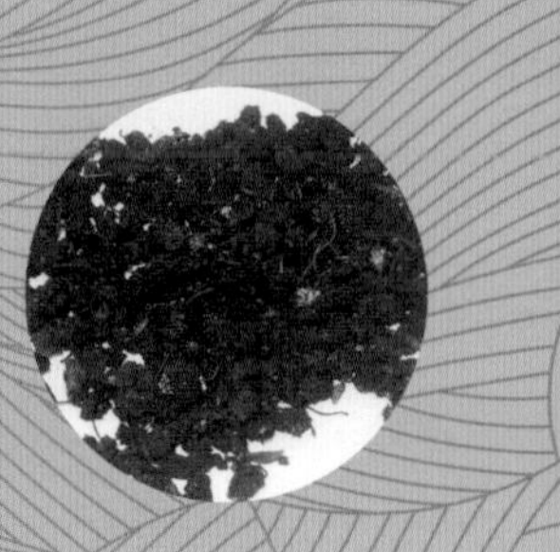

【来源】植物桑的果穗。我国的主要产地是湖南、浙江等地。果实成熟时采收，晒干。

【辨别选购】以个大、肉厚、紫红色、糖性大者为佳。

【性味归经】甘、酸，寒；归肝、肾经。

【功能主治】滋阴补血、生津润燥。用于肝肾阴虚、头晕眼花、失眠、须发花白、消渴、便秘、耳聋耳鸣等。

【用法用量】煎服，9 ~ 15 克。

【食用禁忌】尚未明确。

中医应用

津伤口渴、消渴及肠燥便秘

桑椹能生津止渴、润肠通便，对于兼阴血亏虚者，又能补养阴血。食用鲜品对津伤口渴、内热消渴及肠燥便秘等症有功效。

肝肾阴虚

桑椹既能补益肝肾又能凉血退热，对肝肾阴虚导致的头晕耳鸣、目暗昏花、关节不利、失眠等有功效，常与熟地黄、何首乌等滋阴、补血之品同用。

现代研究

桑椹具有分解脂肪、降低血脂、防止血管硬化等作用；含有乌发素，能使头发变得黑而亮泽；有改善皮肤包括头皮血液供应、营养肌肤使皮肤白嫩及乌发等作用，并能延缓衰老；具有免疫促进作用，可以防癌抗癌；常食桑椹可以明目，缓解眼睛疲劳干涩的症状。

可用于须发早白、耳鸣、便秘等。

常用方剂推荐

养血祛风，主治肝肾两亏、关节不利

桑椹膏：鲜桑椹10斤。先将鲜桑椹榨汁，其渣入锅内加水煮透，去滓滤清，加入原汁一并收膏，约成膏1斤。每次用15克，开水冲服。

主治月经不调，脐下疞痛

桑椹汤：桑椹30克，白茯苓（去黑皮）30克，牡丹皮30克，熟干地黄（焙）30克，肉桂（去粗皮）30克，川芎30克。上为粗末。每服9克，水200毫升，煎至140毫升，去滓，空心温服。

滋补肝肾，益气养血

芪乌生发汤：黄芪15克，茯苓15克，生地15克，何首乌15克，太子参12克，桑椹12克，熟地9克，黄精9克，黑豆30克。水煎服，每日1剂，一日2次。

食疗养生法推荐

桑椹牛骨汤

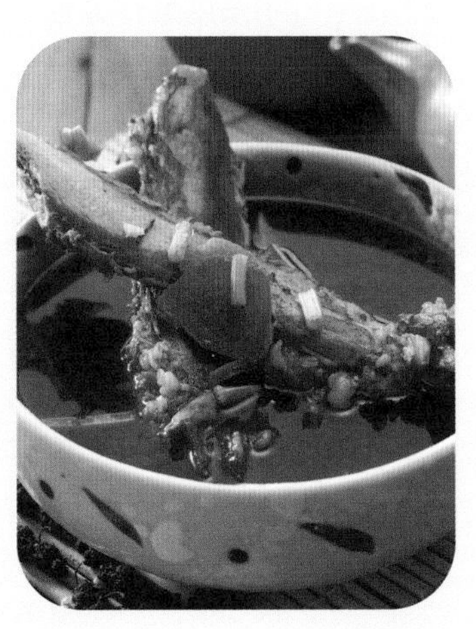

功效

具有滋补强筋益肾之功效，适于骨质疏松症患者食用；对肝肾阴亏引起的头晕、失眠、耳鸣、耳聋、心悸等也有疗效。

制作材料

牛骨500克，桑椹25克，姜5克，葱10克，盐3克，料酒10克，白砂糖2克，味精适量。

制作方法

1. 先将桑椹洗净。
2. 桑椹加料酒和白砂糖各少许，上锅蒸一下备用。
3. 再将牛骨洗净，砸断，放入锅内，加适量清水煮开后撇去浮沫。
4. 加姜、葱再煮至牛骨发白。
5. 捞出牛骨，加入桑椹继续煮。
6. 开锅后再撇去浮沫，加盐和味精调味即可。

禁忌：高胆固醇的人慎服。

橘红

《本草纲目》

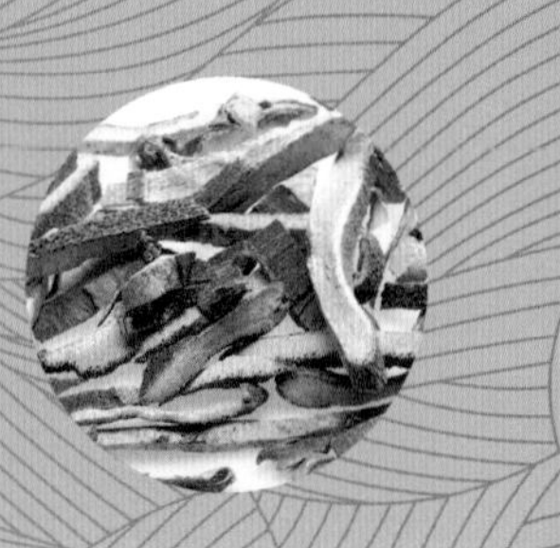

【来源】芸香科植物橘及其变种的干燥外层果皮，主要产地是福建、浙江、广东、广西、江西、湖南、贵州、云南、四川等，橘子成熟时采收并剥取果皮，去掉橘皮内的白色部分，晒干。

【辨别选购】以片大、色红、油润者为佳。

【性味归经】辛、苦，温；归肺、脾经。

【功能主治】散寒，燥湿，利气，消痰。用于咳嗽痰多、食积伤酒、呕恶痞闷等。

【用法用量】煎服，3 ~ 10 克。

【食用禁忌】阴虚燥咳及气虚咳嗽者不宜服。

中医应用

化痰

橘红，辛能横行散结，苦能直行下降，为利气要药。善治痰须理气，气利痰自愈，橘红主入肺脾经，故可主一切痰病，且功居诸痰药之上。

和胃止呕

佐竹茹以疗热呃，助青皮以导滞气，同苍术、厚朴平胃中之实，合葱白、麻黄表寒湿之邪，消谷气，解酒毒，止呕吐，开胸膈痞塞，能推陈致新，皆辛散苦降之力也。

止咳润肺

橘红专主肺寒咳嗽多痰，虚损方多用之。

现代研究

橘红营养价值很高，含有丰富的蛋白质、有机酸、维生素以及钙、磷、镁、钠等人体必需的矿物元素。橘红可促进伤口愈合，对败血症等有良好的辅助疗效。此外，由于橘红含有生理活性物质柚皮苷，可降低血液的黏滞度，减少血栓的形成，故而对脑血管疾病，如脑血栓、中风等也有较好的预防作用。

多用于咳嗽痰喘等。

常用方剂推荐

小儿吐泻
丁香、橘红等分，炼蜜丸黄豆大。米汤化下。

清肺祛湿，止嗽化痰
橘红丸：化橘红 720 克，贝母 480 克，茯苓 480 克，麦冬 480 克，杏仁（去皮，炒）480 克，生石膏 480 克，瓜蒌皮 480 克，橘皮 480 克，生地 480 克，桔梗 360 克，紫菀 360 克，法半夏 360 克，苏子（炒）360 克，甘草 240 克，冬花 240 克。上为细末，炼蜜为丸，重 6 克，蜡皮封固。每服 2 丸，温开水送下，日服 2 次。

食疗养生法推荐

橘红牛蒡醒酒茶

功效
橘红能理气调中、燥湿化痰；牛蒡能降血糖、降血脂、降血压；绿茶能提神清心、去腻醒酒、生津止渴、降火明目，诸药合用，能化痰理气、醒酒、恢复体力。

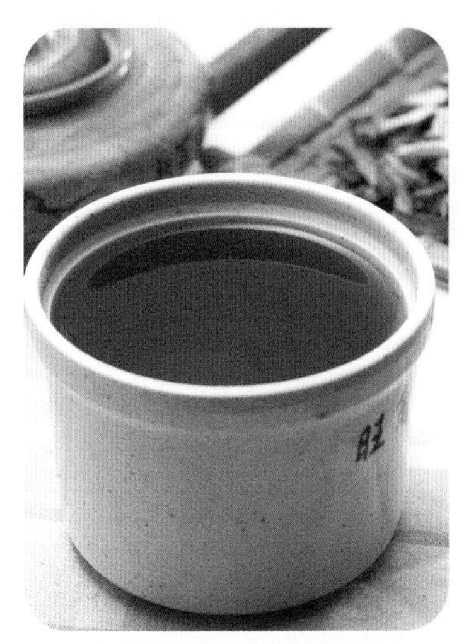

制作材料
橘红 20 克，牛蒡 20 克，绿茶 9 克。

制作方法
1. 将橘红、牛蒡、绿茶放入茶包中。
2. 将茶包放入杯子中。
3. 冲入沸水，浸泡 10 分钟，取出茶包，即可饮用。

备注
气虚体质者不宜服用。

桔梗

《神农本草经》

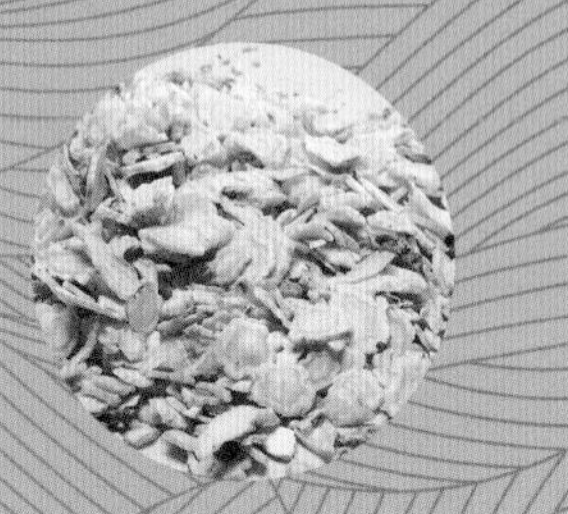

【来源】本品为桔梗科植物桔梗的根。我国大部分地区均有生产。

【辨别选购】以根肥大、色白、质坚实、味苦者为佳。

【性味归经】苦、辛，平；归肺经。

【功能主治】宣肺，利咽，祛痰，排脓。用于咳嗽痰多、胸闷不畅、咽痛音哑、肺痈吐脓。

【用法用量】煎服，3 ~ 10 克；或入丸、散。

【食用禁忌】本品性升散，凡气机上逆，如呕吐、呛咳、眩晕、阴虚火旺咳血等均不宜用，胃、十二指肠溃疡者慎服。用量过大易致恶心呕吐。

中医应用

咳嗽痰多，咽喉肿痛

桔梗辛散苦泄，善能宣通肺气、祛痰排脓。如外感咳嗽，常配合解表药同用。外感风寒，可配荆芥、防风、紫苏叶、杏仁等；外感风热，可配前胡、牛蒡子、菊花、桑叶等；咽喉肿痛、声音嘶哑，可配牛蒡子、甘草、山豆根、射干等；肺痈，可配薏苡仁、冬瓜子、桃仁、鲜芦根、鱼腥草等；咽喉痈肿，可配板蓝根、牛蒡子、马勃、白僵蚕、甘草等。

现代研究

本品具有镇咳、抗炎和免疫的作用；可加强白细胞的杀菌力；桔梗中含有的粗皂苷可以镇痛、解热、降血糖、降胆固醇等。

可用于咳嗽、黄褐斑、消化不良型肠炎等。

常用方剂推荐

主治温病初起

银翘散：连翘 9 克，金银花 9 克，桔梗 6 克，薄荷 6 克，竹叶 4 克，生甘草 5 克，荆芥穗 5 克，淡豆豉 5 克，牛蒡子 9 克，芦根 9 克。共为末，每服 6～9 克。

桑菊饮：桑叶 7.5 克，菊花 3 克，杏仁 6 克，连翘 5 克，薄荷 2.5 克，桔梗 6 克，甘草 2.5 克，芦根 6 克。水二杯，煮取一杯，一日 2 次。方中桔梗清利咽喉。

主治风邪犯肺证

止嗽散：桔梗、荆芥、紫菀、百部、白前、甘草各 3 克，陈皮 6 克。共为末，每服 6～9 克，开水调下，食后，临卧服。初感风寒，生姜汤调下。方中桔梗味苦辛，善于开宣肺气。

治肺痈，咳而胸满

桔梗 30 克，甘草 60 克。上二味，以水三升，煮取一升，分温再服，则吐脓血也。

食疗养生法推荐

桔梗泡菜

功效

具有止咳化痰、降低血糖、抗炎、抗溃疡等功效。

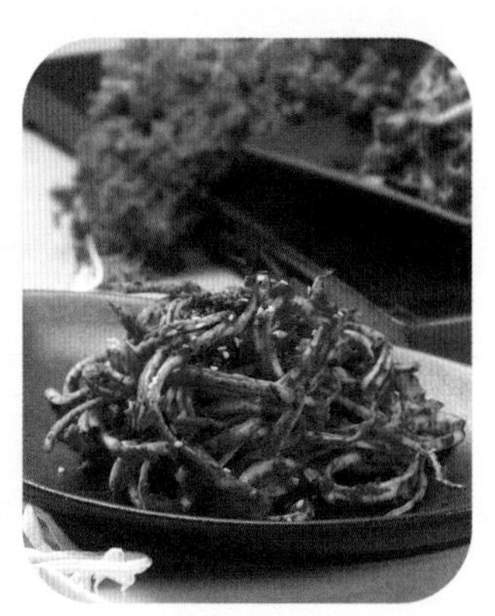

制作材料

桔梗 500 克，辣椒酱 50 克，辣椒粉、辣椒碎各 25 克，香葱、姜、蒜、盐、味精、白砂糖各适量。

制作方法

1. 桔梗洗净，放入水中泡透，捞出沥干。
2. 香葱、姜、蒜切末。
3. 辣椒酱、辣椒粉、辣椒碎、香葱末、姜末、蒜末、盐、味精、白砂糖拌匀，制成调味酱。
4. 将调味酱倒入桔梗内拌匀，腌渍 1 ～ 2 天。
5. 盛盘即可食用。

益智仁

《本草拾遗》

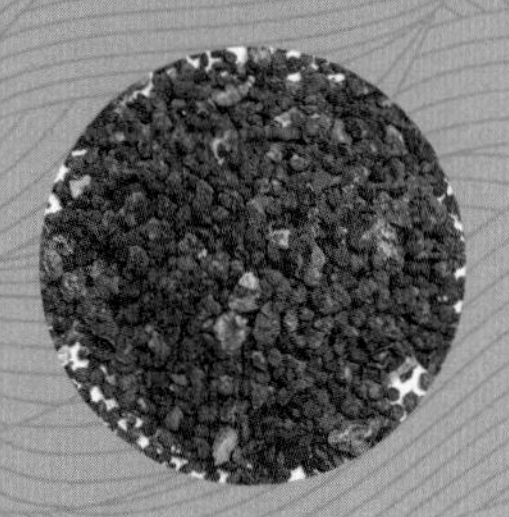

【来源】植物益智的成熟果实，我国的主要产地是广东、广西、海南等地。夏秋采收，晒干，炒后去壳取仁。

【辨别选购】以粒大、饱满、气味浓者为佳。

【性味归经】辛，温；归脾、肾经。

【功能主治】温脾止泻，摄唾涎，暖肾，固精缩尿。用于脾寒泄泻、腹中冷痛、口多唾涎、肾虚遗尿、小便频数、遗精白浊。盐益智仁多用于固精缩尿。

【用法用量】水煎服，3 ~ 10 克；用时捣碎。

【食用禁忌】阴虚火旺或热证尿频、遗精、多涎者忌用。

中医应用

腹痛吐泻、多涎

益智仁暖肾温脾开胃，与川乌、干姜、青皮等同用，可以治疗脘腹冷痛、呕吐；单用本品含之，可以治疗食少、多涎。

遗精、遗尿、小便频数

益智仁能暖肾固精缩尿，与乌药、山药等同用，可治疗梦遗；与益智仁、乌药等研成末，用山药糊成丸，可以治下焦虚寒、尿频。

现代研究

益智仁的甲醇提取物有抑制前列腺素合成酶活性的作用。水提取物和乙醇提取物对回肠收缩有抑制作用；水提取物在抑制肉瘤细胞增长方面有中等活性，且未见毒性。

可用于寒性吐泻、尿频、遗尿。

常用方剂推荐

治梦遗

益智仁 60 克（用盐 60 克炒，去盐），乌药 60 克。上为末。用山药 30 克为糊。和丸如梧子大。每服五十丸，空心临卧盐汤下。

治小便赤浊

益智仁、茯神各 60 克，远志、甘草（水煮）各 250 克。上为末，酒糊丸，梧子大。空心姜汤下五十丸。

治疝痛，连小腹挛搐，叫呼不已

益智仁、干姜（炮）、甘草（炙）、茴香（炒）各 9 克，乌头（炮，去皮）、生姜各 15 克，青皮（去白）6 克。上细切。每服 12 克，水 400 毫升，入盐少许，煎至 280 毫升，去滓，空心食前温服。

食疗养生法推荐

益智仁粥

功效

补肾助阳，固精缩尿。

制作材料

益智仁 5 克，糯米 50 克，细盐少许。

制作方法

1. 将益智仁研为细末。
2. 糯米淘洗干净后放入锅内，加水适量，煮成稀薄粥。
3. 加细盐少许，放入益智仁末，稍煮片刻，待粥稠关火。

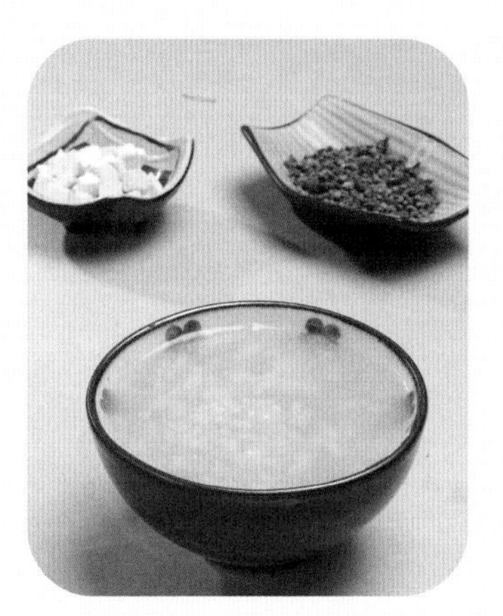

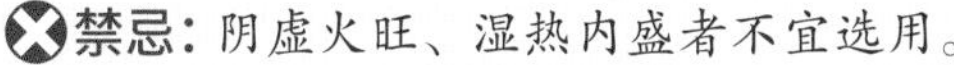

禁忌： 阴虚火旺、湿热内盛者不宜选用。

荷叶 《食疗本草》

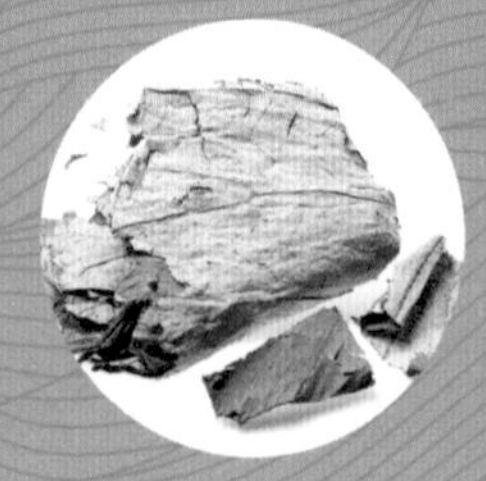

【来源】植物莲的干燥叶。我国大部分地区均有生产。夏、秋二季采收，晒至七八成干时，除去叶柄，折成半圆形或折扇形，干燥。

【辨别选购】以身干、色绿、气清香、无杂质者为佳。

【性味归经】苦，平；归肝、脾、胃经。

【功能主治】清暑化湿，升发清阳，凉血止血。用于暑热烦渴、暑湿泄泻、脾虚泄泻、血热吐衄、便血崩漏。荷叶炭收涩化瘀止血，用于出血症和产后血晕。

【用法用量】3 ~ 10 克；荷叶炭 3 ~ 6 克。

【食用禁忌】体瘦气血虚弱者慎服。

中医应用

秋时晚发之伏暑，并治湿温初起

荷叶有清凉解暑、止渴生津、治泻痢、解火热的功效，与连翘、杏仁、瓜蒌皮、陈皮、茯苓、制半夏、甘草、佩兰叶等同用，可以治疗暑热。

阳水浮肿

败荷叶烧存性，研末，可以去浮肿。

雷头风证

荷叶与升麻、苍术等同用，可以治疗雷头风证，表现为头面疙瘩肿痛，憎寒发热，状如伤寒。

吐血

生荷叶、生艾叶、生柏叶、生地黄各等分，做成丸服用，可以治疗阳乘于阴以致吐血衄血。

现代研究

荷叶中含有的荷叶碱具有利尿、通肠毒、解热、抑菌、解痉、降低血清中甘油三酯和胆固醇含量等作用。

可用于高血压病、心血管疾病。

常用方剂推荐

治妊娠伤寒，大热闷乱，燥渴，恐伤胎脏

卷荷叶嫩者（焙干）30 克，蚌粉花 15克。上为末。每服6克，入蜜少许，新汲水调下，食前服。

破血逐瘀。治产后恶露不下、腹中疼痛、心神烦闷

荷叶散：干荷叶 60 克，鬼箭羽 30 克，桃仁 15 克（汤浸，去皮、尖、双仁，麸炒微黄），蒲黄 30 克，刘寄奴 30 克。上药捣筛为散。每服9克，以生姜4克，生地黄7.5克，拍碎，同煎至180毫升，不计时候，稍热服。

治崩漏下血

荷叶（烧研）15 克，蒲黄、黄芩各 30 克。上为末。每空心酒服 9 克。

治下痢赤白

荷叶烧研，每服 6 克，红痢用蜜拌、白痢用砂糖拌，空腹服下。

食疗养生法推荐

荷叶粉蒸肉

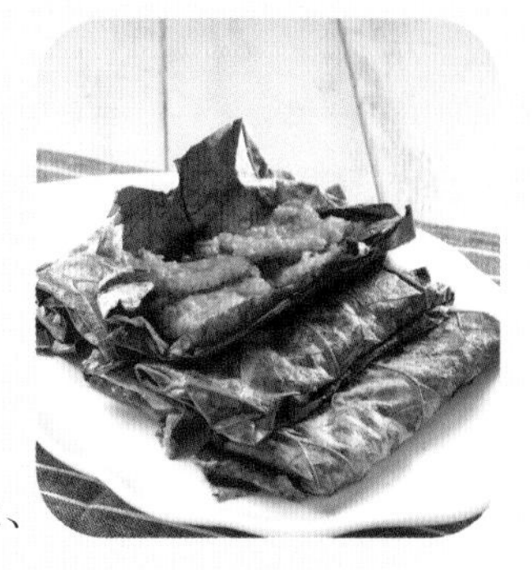

功效

补虚强身，健脾胃。

制作材料

带皮猪五花肉片500克，糯米、粳米各50克，大荷叶1张，八角、白砂糖、盐、酱油、料酒、色拉油各适量。

制作方法

1. 糯米、粳米洗净，五花肉片加料酒、酱油、盐、白砂糖拌匀腌 5 分钟。
2. 八角与糯米、粳米下锅炒至淡黄色起锅，碾成粗粉，放入肉片拌匀，再一片片地平放于盘中，用旺火蒸到 5 分熟时停火。
3. 取清水、酱油淋在粉蒸肉上，继续蒸 10 分钟至软烂。
4. 取粉蒸肉用荷叶包好，扣入碗内，淋上色拉油，再上笼蒸 10 分钟，取出翻扣在盘中即成。
5. 食时用筷子剥去荷叶。

备注

糯米是白色不透明状颗粒，如果有半透明的米粒，则是掺了大米。

莱菔子

《日华子本草》

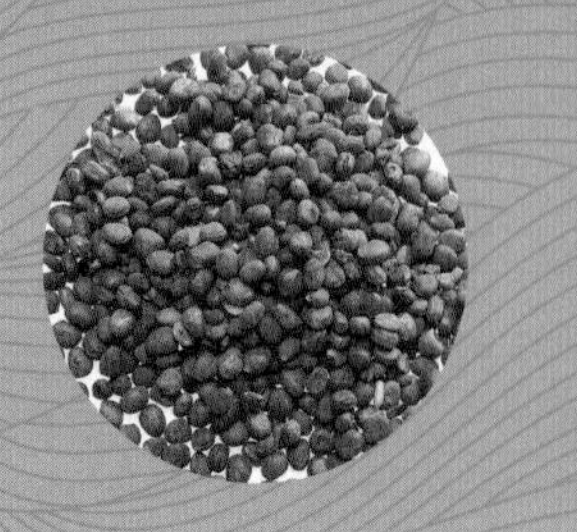

【来源】植物萝卜的成熟种子。全国各地均有种植，果实成熟时采割，晒干，挑出种子。

【辨别选购】以表皮色黄棕、红棕或灰棕、籽粒充实、色黄白、油性大、无杂质者为佳。

【性味归经】辛、甘，平；归脾、胃、肺经。

【功能主治】消食除胀，降气化痰。用于饮食停滞、脘腹胀痛、大便秘结、积滞泻痢、痰壅喘咳。

【用法用量】煎服，6 ~ 10 克。

【食用禁忌】本品辛散耗气，故气虚及无食积、痰滞者慎用。不宜与人参同用。

中医应用

食积气滞

莱菔子味辛性散，功能消食化积，尤善行气消胀，常与山楂、神曲、陈皮同用，治疗食积气滞所致的脘腹胀满或疼痛、打嗝吞酸。若再与白术配伍，攻补兼施，可治疗食积气滞兼脾虚。

咳喘痰多，胸闷食少

莱菔子能消食化积，又能降气化痰、止咳平喘，尤宜咳喘痰壅、胸闷兼食积者服用，单用研末服，或与白芥子、苏子同用。

现代研究

莱菔子能增强回肠节律性收缩，还有降压、镇咳、平喘、改善排尿的作用。

可用于小儿久咳、顽固性哮喘、食积、厌食症等。

常用方剂推荐

治痢疾有积，后重不通
莱菔子 15 克，白芍 9 克，大黄 3 克，木香 1.5 克。水煎服。

治跌打损伤，瘀血胀痛
莱菔子 60 克，生研烂，热酒调敷。

痰嗽
杏仁（去皮、尖）、莱菔子各 15 克。上为末，粥丸服。

治咳嗽多痰，气喘，唾脓血
莱菔子煎：莱菔子（研烂）15 克，桃仁（去皮、尖、双仁，研如膏），杏仁（去皮、尖、双仁，研如膏）、蜜、酥饧各 30 克。慢火同煎如稀饧，每服 5 毫升，沸汤化下，不拘时候。

食疗养生法推荐

莱菔子粥

功效
行气，消积。

制作材料
莱菔子 10 ~ 15 克，大米 30 ~ 100 克。

制作方法
1. 先把莱菔子炒至香熟，然后研成细末。
2. 大米淘洗干净，入锅加水，大火煮。
3. 粥将煮成时，加入莱菔子末，稍煮即可。

禁忌：服补药者忌用莱菔子；中气虚弱者慎服。

莲子

《神农本草经》

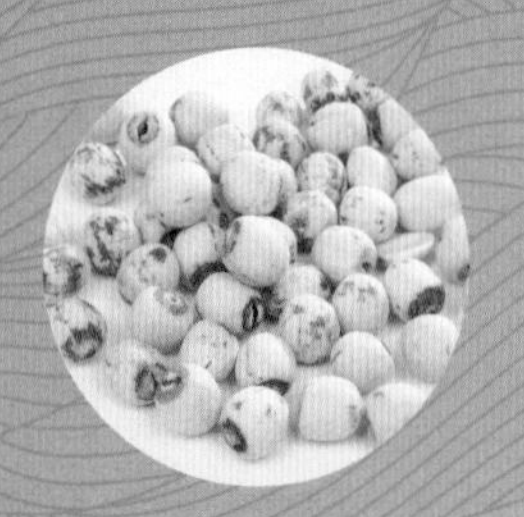

【来源】植物莲的成熟种子，主要产地是福建、江苏、浙江等地，秋季采莲，晒干。

【辨别选购】以个大饱满、无抽皱、无破碎者为佳。

【性味归经】甘、涩，平；归脾、肾、心经。

【功能主治】补脾止泻，益肾涩精，养心安神，止带。用于脾虚久泻、遗精、带下、心悸失眠。

【用法用量】煎服，6 ~ 15 克。

【食用禁忌】中满痞胀及大便燥结者忌服。

中医应用

心悸、失眠

莲子有养心血、安神的功效，与酸枣仁、远志、茯神等同用，可治疗心神不交导致的心悸、失眠。

遗精、滑精

莲子性甘涩，入肾经，能够益肾固精，与芡实、龙骨等同用，可以治疗遗精、滑精。

带下

莲子既能固涩止带，又能补脾益肾。与白术、茯苓等同用，可治疗脾肾带下；与芡实、山茱萸、山药同用，可治疗脾肾两虚、腰膝酸软。

现代研究

莲子可使实验动物的胸腺皮质T淋巴细胞增多，因而有增强免疫力的作用；可降低血糖，并具有一定的收敛镇静的作用；能对抗心律不齐。

可用于呕吐、消化不良等，也可促进睡眠。

常用方剂推荐

治久痢不止

老莲子去心 60 克，为末。每服 3 克，陈米汤调下。

补肾健脾，养心安神

雪花莲子：莲子 125 克，鸡蛋清 125 克，冰糖 100 克。莲子蒸熟，蛋清打发，以水 750 毫升将冰糖、莲子烧沸后，加入蛋清。凝固后，切成大块，盛入汤碗中食用。

治心火上炎、湿热下注之小便涩赤

清心莲子饮：黄芩、麦门冬（去心）、地骨皮、车前子、甘草（炙）各 15 克，莲子（去心）、白茯苓、黄芪（蜜炙）、人参各 22.5 克。上锉散。每服 9 克，加麦门冬十粒，水 300 毫升，煎取八分，空腹食前服。

治心经虚热

莲子六一汤：石莲肉（连心）180 克，炙甘草 30 克。研为细末。每服 6 克，灯心草煎汤调下。

补虚益损

水芝丸：莲实（去皮）不拘多少，用好酒浸一宿，入大猪肚内，用水煮熟，取出焙干。上为极细末，酒糊为丸，如黄豆大。每服五十至七十丸，食前温酒送下。

食疗养生法推荐

莲子百合鲍鱼煲

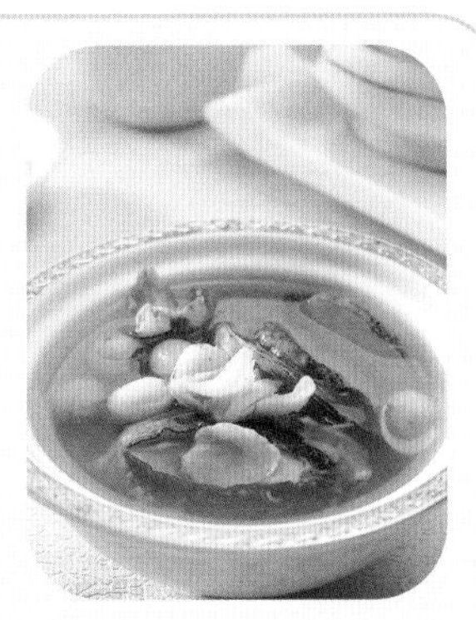

功效

益脾胃、养心神、润肺胃。

制作材料

莲子、百合各 80 克，猪瘦肉 450 克，鲍鱼 300 克，生姜 3 片，小葱 1 根，食盐、花生油、清水各适量。

制作方法

1. 莲子、百合洗净，用清水浸泡 1 小时。
2. 鲍鱼和猪瘦肉分别洗净，猪瘦肉不用切块。
3. 锅中放入适量清水烧沸，下小葱和 1 片生姜。
4. 稍煮一会儿，下入鲍鱼和猪瘦肉，慢火煮 3 分钟，取出洗净。
5. 瓦煲内放入 3 升清水，武火煲沸。
6. 放入鲍鱼、猪瘦肉、百合，另加 2 片生姜，水沸后改文火煲 2 小时。
7. 加入莲子，再煲 1 小时，调入食盐和花生油即可。

备注

此量可供 3 ～ 4 人食用。

高良姜

《名医别录》

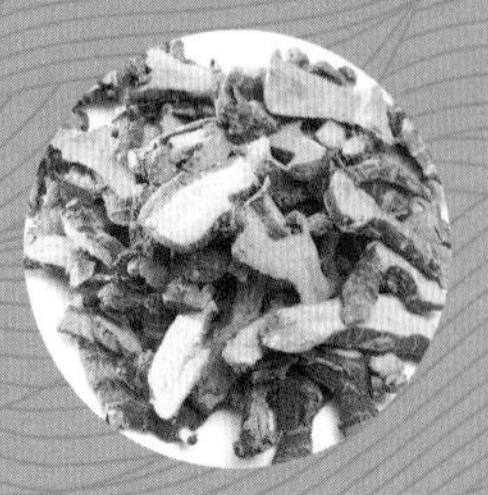

【来源】植物高良姜的根茎。主要产地是广东、广西和海南等地。夏末秋初采挖根茎，晒干。

【辨别选购】以分枝少、色红棕、气味浓者为佳。

【性味归经】辛，热；归脾、胃经。

【功能主治】散寒止痛，温中止呕。用于胃寒脘腹冷痛，胃寒呕吐、嗳气吞酸。

【用法用量】煎服，3 ~ 6 克；研末服，每次 3 克。

【食用禁忌】尚不明确。

中医应用

胃寒作痛及呕吐

本品善散脾胃寒邪，且有温中止痛之功，故适用于脘腹冷痛等病症；因为它温中散寒作用较好，所以还可用于胃寒呕吐。胃疼痛，常与香附配伍；腹部疼痛，可与肉桂、厚朴等同用；胃寒呕吐，常配半夏、生姜等。

现代研究

本品具有镇痛消炎的作用。可用于胃痛、牙痛、心绞痛等。

常用方剂推荐

温里散寒，下气行滞

高良姜汤：高良姜 15 克，厚朴 6 克，当归、桂心各 9 克，上药捣碎，以水 800 毫升，煮取 400 毫升，一日 2 次分服。若一服痛止，便停，不需更服。

治小儿冷伤、脾胃不和、腹胀气闷、不欲饮食

高良姜散：高良姜、草豆蔻（去皮）、陈皮（去白）、当归（微炒）、肉桂（去粗皮）各 0.3 克，人参（去芦）15 克。上件捣，过筛为散。三岁小儿每服 3 克，水 200 毫升，煎至 100 毫升，去滓，温服，不计时候。量儿大小，加减服之。

《食疗养生法推荐》

高良姜香附鸡肉汤

功效

行气疏肝、祛寒止痛，治溃疡病、肝气犯胃、寒邪犯胃、胃脘胀痛、时作时止、时有嗳气、呕吐。

制作材料

鸡肉 250 克，高良姜 15 克，香附 12 克，红枣 4 枚。

制作方法

1. 鸡肉切去肥脂，放入开水中焯过，沥干水。
2. 把全部用料放入锅内，加水适量，大火煮沸。
3. 文火煮 2 小时，调味即可。

禁忌：阴虚有热者忌服。

淡竹叶

《神农本草经》

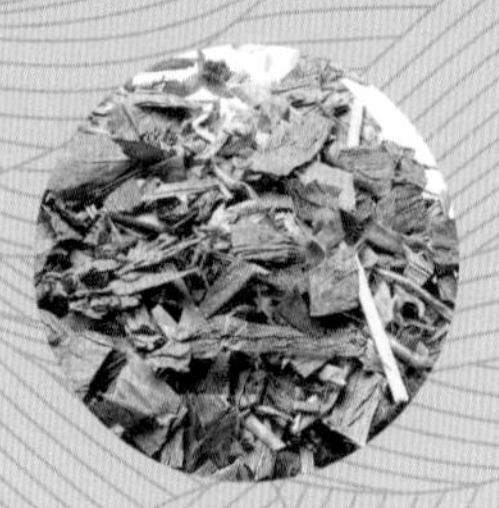

【来源】为禾本科植物淡竹叶的干燥茎叶。主要产地是长江流域及华南地区。夏季末抽花穗前割下，晒干。

【辨别选购】以叶多、质软、色青绿者为佳。

【性味归经】甘、淡，寒；归心、胃、小肠经。

【功能主治】清热泻火，除烦止渴，利尿通淋。用于热病烦渴，小便短赤涩痛，口舌生疮。

【用法用量】煎服，6 ~ 10 克。

【食用禁忌】阴虚火旺，骨蒸潮热者忌用。

中医应用

本品性味甘寒，善清心胃之热，又能淡渗利尿。

热病烦躁口渴、口舌生疮
常配石膏、芦根等。

小便黄赤短少、淋痛
常配木通、甘草。

现代研究

有退热的作用；对一些致病菌如金黄色葡萄球菌、溶血性链球菌有抑制作用。

可用于解热、利尿、牙龈肿痛、口腔炎等。

常用方剂推荐

治疗气阴两虚，心烦喘闷
淡竹叶汤：淡竹叶、麦门冬（去心，焙）、小麦、白茯苓（去黑皮）各 30 克，甘草（炙，锉）、人参各 15 克，上六味，粗捣筛。每服 6 克，用水 150 毫升，加生姜 3 片，煎至 100 毫升，去滓温服，中午、临卧空腹时各一服。

治疗大肠热甚，胁满，掌中热

淡竹叶饮：淡竹叶（切）2.7 千克，橘皮 90 克，干苏叶 90 克，白术 125 克，甘草（炙）30 克，葱白（切）900 克，桂心 30 克，石膏（碎）187.5 克，杏仁（去皮尖，熬）60 枚。以水 2.4 升，先煮竹叶，取 2 升，去滓，澄清，取 1.8 升，下诸药，煮取 600 毫升，绞去滓，分 3 服。

治小儿心脏风热，精神恍惚

淡竹叶粥：淡竹叶 10 克，粳米 100 克，茵陈 15 克。以水 2 升煮粥食之。

食疗养生法推荐

麦片竹叶粥

功效

这款粥清香甜润，又因为加入淡竹叶、麦冬、甘草等材料，具有清热解暑、益气健胃的功效。

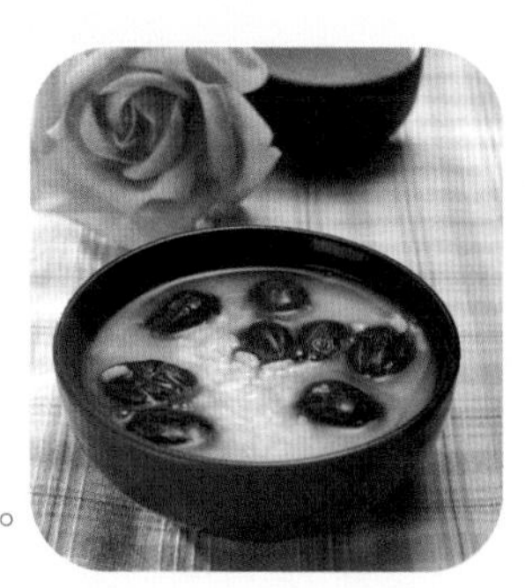

制作材料

大米 100 克，麦冬 25 克，去核红枣 6 枚，甘草、淡竹叶各适量。

制作方法

1. 将麦冬、甘草、淡竹叶先用水煎熬，取浓汁备用。
2. 将大米淘洗净。
3. 锅内添适量水，加入红枣、药汁、大米，大火烧开，再转小火熬煮成粥即可。

备注

不宜久煎，入食以鲜品为佳，煮粥时宜稀薄，不宜稠厚。

淡豆豉

《名医别录》

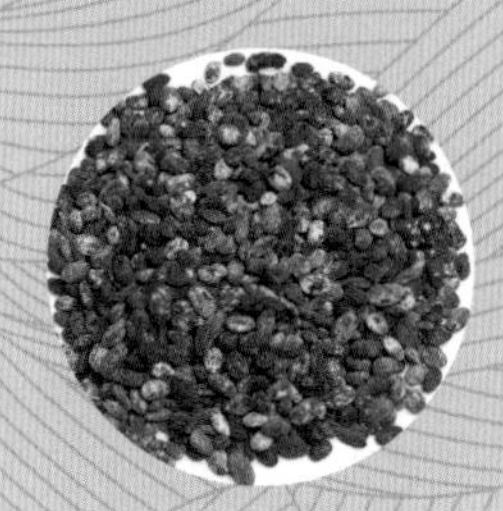

【来源】豆科植物大豆的成熟种子的发酵加工品。全国各地都有生产。晒干。

【辨别选购】以色黑、质柔软、气香、无糟粒者为佳。

【性味归经】苦、辛，凉；归肺、胃经。

【功能主治】解表，除烦，宣发郁热。用于感冒，寒热头痛，烦躁胸闷，虚烦不眠。

【用法用量】6 ~ 12 克。

【食用禁忌】胃虚易呕者慎服。

中医应用

热病烦闷

淡豆豉性凉，能够透散外邪、消烦，与栀子同用，可治疗外感热病、心烦难眠。

外感表证

淡豆豉可疏散表邪，风热感冒、发热、咽痛时，可与金银花、连翘、牛蒡子、薄荷等药同用；风寒感冒，可与葱白同用。

现代研究

淡豆豉有健胃、助消化、发汗等作用。

可用于流行性感冒、小儿泄泻等。

常用方剂推荐

治头痛发热，恶风或恶寒，舌燥口渴，或兼咳嗽

葱豉葛根汤：鲜葱白 2 枚，淡豆豉 9 克，生葛根 4.5 克。水煎至一碗服下。

治心肺脏热，毒攻皮肤

解毒香豉饮子：淡豆豉 60 克，石膏 90 克，栀子仁 30 克，大青叶 30 克，川升麻 30 克，川芒硝 30 克，甘草 15 克（生用），川大黄 30 克（锉碎，微炒）。上细锉，拌合令匀。每服 15 克，用水 200 毫升，入生姜 4 克，葱白 7 寸，煎至 100 毫升，去滓，不拘时候温服。

食疗养生法推荐

豆豉姜葱豆腐汤

功效

具有清热除烦、祛风解表、祛痰利尿的作用。

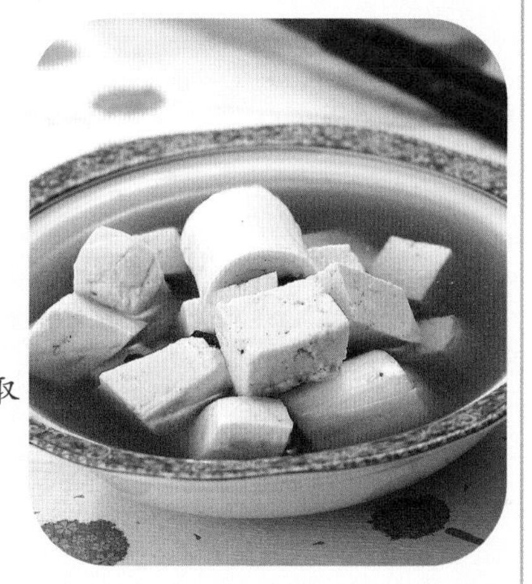

制作材料

豆腐 500 克，淡豆豉 20 克，葱、生姜、盐、味精各适量。

制作方法

1. 将淡豆豉洗净。
2. 将豆腐切小块。将生姜去皮切片。葱取葱白，切段。
3. 将豆腐块放入开水锅中，略煮，捞出。
4. 另起锅，锅内加入适量清水。
5. 放入淡豆豉、生姜片。
6. 加入豆腐块，煲汤 30 分钟。
7. 放入葱白段，稍滚片刻。
8. 撒入适量盐、味精调味即可。

备注

使用优质的淡豆豉会使本汤的味道更加浓郁。

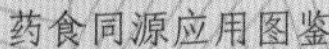

菊花

《神农本草经》

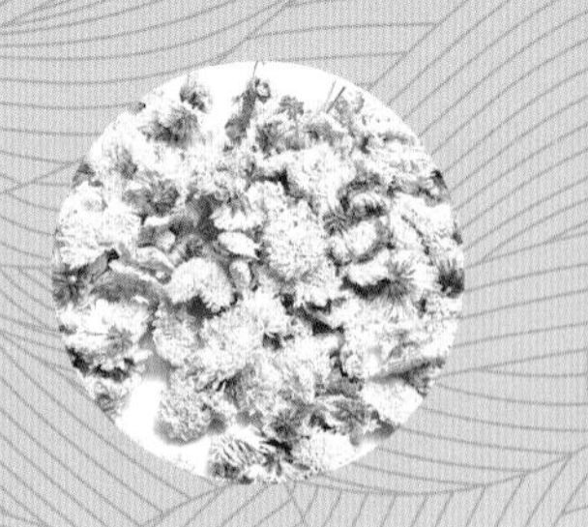

【来源】植物菊的干燥头状花序。主要产地是安徽、河南、四川等。花盛开时采收，干燥。

【辨别选购】以花朵完整、颜色鲜艳、气清香、无杂质者为佳。

【性味归经】甘、苦，微寒；归肺、肝经。

【功能主治】疏散风热，平肝明目，清热解毒。用于风热感冒，头痛眩晕，目赤肿痛，眼目昏花，疮痈肿毒。

【用法用量】水煎服，5 ~ 10 克。

【食用禁忌】气虚胃寒、食少泄泻者慎用。

中医应用

菊花疏风较弱，清热力佳。

外感风热

本品微寒，能疏散肺经风热，常配伍桑叶。

肝阳上亢，热盛烦躁

本品性苦，入肝经，能清肝热，常配黄芩、山栀治疗热盛烦躁。

现代研究

本品水煎剂有一定抗菌作用；并有降压、增加冠脉血流量的作用。

可用于感冒、慢性咽炎、新生儿黄疸、慢性肝炎等。

常用方剂推荐

治鼻塞

菊花散：菊花 30 克，防风 30 克，前胡 30 克，细辛 15 克，桂心 15 克，甘草（炙）7.5 克，上为细末。每服 6 克，入乳香少许，煎荆芥汤，食远调服。

治痘疮

菊花饮：生地 4.5 克，当归 3 克，柴胡 3 克，花粉 3 克，黄连 3 克，天冬 3 克，麦冬 3 克，菊花 6 克，甘草 1.5 克。水煎服。

治风邪上侵，头眩心闷

菊花汤：菊花（去梗）、细辛（去苗、叶）各 15 克，防风（去叉）、前胡（去芦头）、茯神（去木）、白术、麻黄（去根、节）各 30 克，川芎、杏仁（汤浸，去皮、尖、双仁）各 22 克，上九味，粗捣筛。每服 15 克，以水 230 毫升，煎至 150 毫升，去滓，入竹沥 10 毫升，更煎沸，空腹时温服，日 2 次，夜 1 次。

《食疗养生法推荐》

菊花羊肝汤

功效

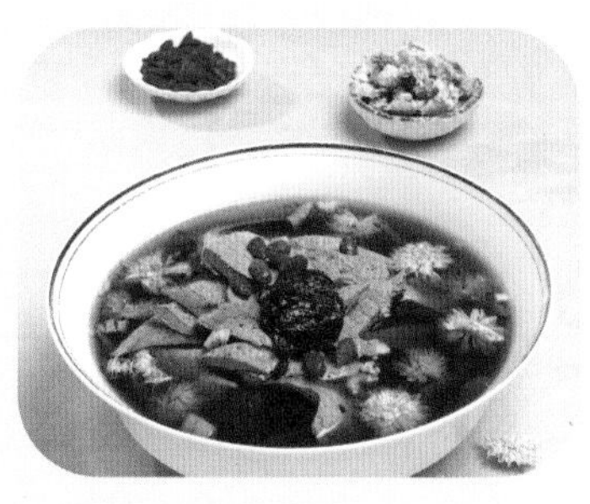

菊花羊肝汤以羊肝为主料，配以鲜菊花、枸杞子、熟地等滋补肝肾、明目之品，实为养肝明目的保健汤肴，适用于肝肾精血不足所致的头晕、眼花、夜盲以及老年性眼疾（视物昏花、迎风流泪）等症，长时间看书、看电视、过度使用视力的人食用能消除眼疲劳、保护眼睛。

制作材料

鲜羊肝 400 克，鲜菊花 50 克，熟地黄、枸杞子、葱、姜各 10 克，淀粉 20 克，猪油 50 克，盐 2 克，胡椒粉 1 克，料酒 15 毫升，香油 10 毫升，鸡蛋 1 个。

制作方法

1. 鲜羊肝洗净，片去筋膜，切成薄片；菊花用清水洗净；枸杞子、熟地黄用温水洗净；姜洗净切成薄片；葱切成葱花；鸡蛋去黄留清，用淀粉调成蛋清淀粉。
2. 用盐、料酒、蛋清淀粉将羊肝片浆好；熟地黄用清水煎煮药汁。
3. 锅内加猪油烧热，放入姜片煸香，添入清水，加入熟地黄药汁、胡椒粉、盐、羊肝片，煮至汤沸，撒枸杞子、菊花瓣、葱花，煮熟盛出，淋香油即可。

菊苣

《晒尔赫·艾里卡农》（汉译书名为《注医典》）

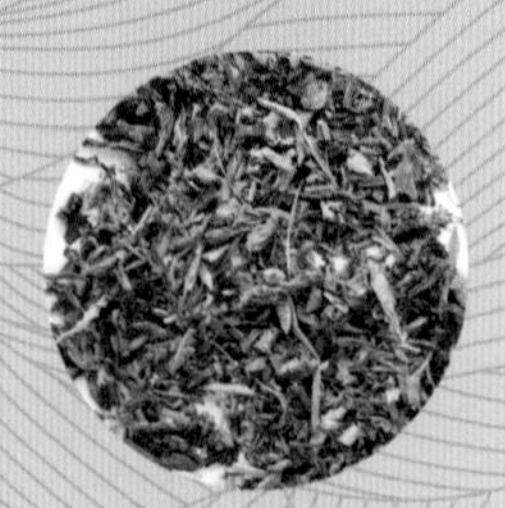

【来源】菊科植物毛菊苣及菊苣的地上部分或根。主要产地是我国的中部、东北及新疆等地。春、夏季采收，切段晒干。

【辨别选购】苞片外短内长，无毛或先端被稀毛者为佳。

【性味归经】微苦、咸，凉；归脾、肝、膀胱经。

【功能主治】清肝利胆，健胃消食，利水消肿。用于湿热黄疸，胃痛食少，水肿尿少。

【用法用量】煎服，3 ~ 9 克；外用适量。

【食用注意】根据报道，菊苣中含致癌烃，其含量高于其他咖啡类饮料。

中医应用

痛风

菊苣配伍栀子、桑叶、葛根、百合等，具有帮助尿酸排泄、降低高尿酸血症人群的血清尿酸水平、缓解痛风性关节炎的作用。

现代研究

野生菊苣花的浸剂对动物注射，可兴奋中枢神经系统并增强心脏活动；煎剂有抗菌、收敛作用。根可提高食欲、改善消化功能；高浓度的浸剂可增强胃分泌，但不增强平滑肌张力。

可用于黄疸、痛风、尿酸过多。

常用方剂推荐

清肝利胆

菊苣 9 克，水煎服，并用适量煎水洗身。

降尿酸，消痛风

菊苣茶：菊苣 15 克，栀子 10 克，葛根 5 克，桑叶 10 克，百合 8 克研磨成粉，放入药罐，加水 500 毫升，保证药材全部浸泡在水中，静置约 30 分钟，之后大火将茶汤煮开，转小火煎制，直至水约剩下 150 毫升，待茶汤至适合温度后饮用。

食疗养生法推荐

熏肉菊苣沙拉

功效

降血压，清热养阴，有益于肠胃。

制作材料

菊苣 1 棵，奶油 15 克，小洋葱 1 个，芹菜叶 1 把，红酒醋 2 匙，盐、姜、葱末适量，芥末 1 匙，熏肉 125 克，橄榄油 80 毫升。

制作方法

1. 从菊苣的根部开始将破损的最外层的叶子摘掉，将新鲜叶片洗净沥干，撕成片，放在碗里。
2. 洋葱去皮并切碎，芹菜叶切碎，将洋葱、芹菜叶和葱末、菊苣放入碗中。
3. 将熏肉除去外皮，切成小块，放在平底锅里煎成棕色。
4. 准备酸辣沙司，将盐、姜和红酒醋放在小碗里，放入芥末和橄榄油，搅拌均匀，浇到沙拉上，再搅拌。
5. 上面放上热熏肉再搅拌，注意不要倒入烹制时产生的油脂。

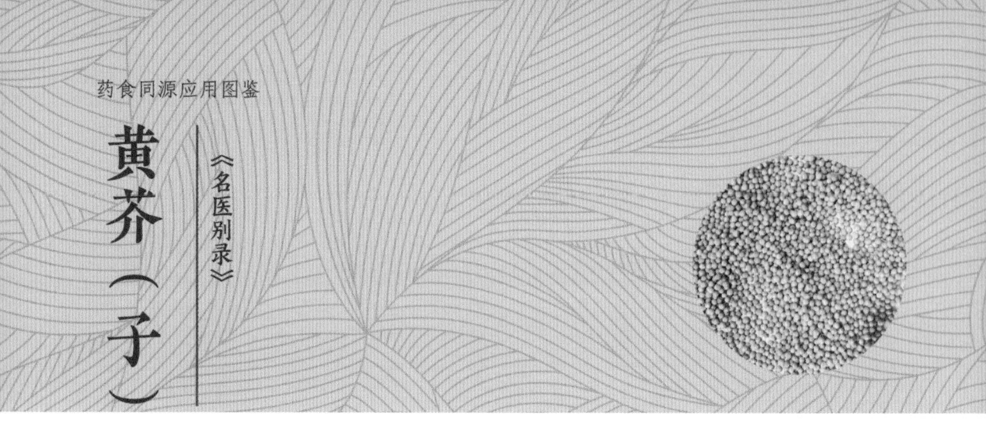

【来源】植物芥菜及油芥菜的种子。全国各地均有种植，夏季果实成熟变黄色时，割取全株，晒干，打下种子，去除杂质。

【辨别选购】以籽粒饱满、均匀、色鲜黄、无杂质者为佳。

【性味归经】辛，温；归肺经。

【功能主治】温肺豁痰，利气散结，通络止痛。治胃寒吐食，心腹疼痛，肺寒咳嗽，痛痹，喉痹，阴疽，流痰，跌打损伤。

【用法用量】煎服，5 ～ 15 克；或入丸、散。

【食用禁忌】肺虚咳嗽及阴虚火旺者忌服。

中医应用

止咳祛痰

与苏子配伍应用，能祛痰，可用于寒痰壅肺之咳喘证。

散寒止痛

与肉桂配伍应用，活血通络、增加散寒止痛之效。

消肿

黄芥配没药，增强利气活血、通经止痛及消肿功效，寒凝血瘀、痹痛拘挛、跌打损伤及疮疡久溃不敛者，均可应用。

现代研究

黄芥子水解物有杀菌作用。芥子粉有祛痰作用。水溶剂体外对部分皮肤真菌有不同程度的抑制作用。

可用于关节痛、咳嗽。通常将芥子粉除去脂肪油后做成芥子硬膏使用，用作刺激剂，治疗神经痛、风湿痛、胸膜炎及扭伤等。

常用方剂推荐

治感寒无汗

水调芥子末填脐内，以热物隔衣熨之，取汗出妙。

治痰壅气逆食滞

三子养亲汤：紫苏子、白芥子、莱菔子各 9 克。各药微炒，捣碎，布包微煮，频服。

治关节炎

芥子末 30 克，醋适量。将芥子末先用少量开水湿润，再加醋调成糊状，摊在布上再盖一层纱布，贴敷痛处。3 小时后取下，每隔 3~5 天贴一次。

治阴证伤寒，腹痛厥逆

芥子研末，水调贴脐上。

治大人小儿痈肿

芥子末，汤和，敷纸上贴之。

食疗养生法推荐

芥末油拌茼蒿

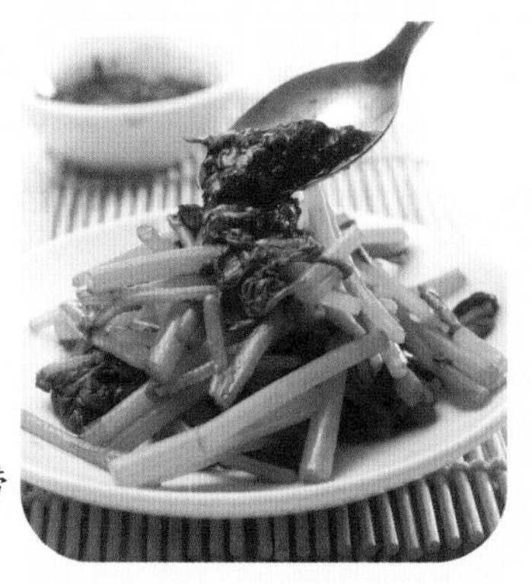

功效

开胃。

制作材料

茼蒿 300 克，大蒜 10 克，香油、生抽各 10 毫升，醋、芥末油各 5 毫升，孜然粉、五香粉、盐、鸡精各适量。

制作方法

1. 将茼蒿清洗干净，放入烧开的水中焯熟捞出，再用清水冲洗一下，切成段。
2. 将大蒜去皮并捣成末。
3. 茼蒿中加入盐、鸡精、孜然粉、五香粉、芥末油、生抽、香油、蒜末、醋等调味。

备注

在焯烫茼蒿时可以放入少许盐和香油，可使茼蒿的颜色保持翠绿。

黄精

《名医别录》

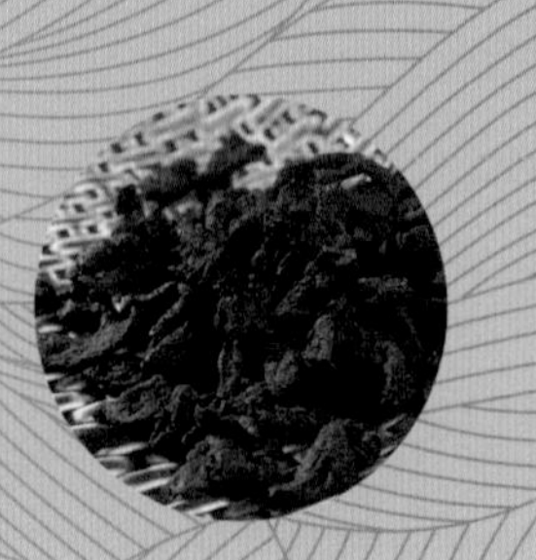

【来源】植物黄精（滇黄精、多花黄精）的根茎。主要产地是河北、内蒙古、陕西等地。春秋采挖，沸水略烫或蒸至透心，干燥。

【辨别选购】以块大、色淡黄至黄棕色、断面透明、质润泽者为佳。

【性味归经】甘，平；归脾、肺、肾经。

【功能主治】补气养阴，健脾，润肺，益肾。用于脾胃气虚、体倦乏力、胃阴不足、口干食少、肺虚燥咳、劳嗽咯血、精血不足、腰膝酸软、须发早白、内热消渴。

【用法用量】煎服，9 ~ 15 克。

【食用禁忌】咳嗽痰多、脾虚有湿、中寒泄泻者慎用。

中医应用

脾虚阴伤

单用或与补气健脾药同用，有治疗面色萎黄、口干食少、困倦乏力、大便干燥的功效。

肾精亏虚

黄精可以补益肾精，对须发早白、腰膝酸软、头晕等有一定的作用，可以单用也可与何首乌、枸杞子等同用。

现代研究

黄精可以提高机体免疫功能、帮助促进 DNA、RNA 及蛋白质的合成；抗结核分枝杆菌作用明显；有降压作用。

可用于慢性胃炎、糖尿病、高脂血症等。

常用方剂推荐

壮筋骨，益精髓

黄精酒：黄精、苍术各 2 千克，枸杞根、柏叶各 2.5 千克，天门冬 1.5 千克。煮汁 50 升，同曲 5 千克，糯米 50 千克，如常酿酒后饮用。

补脾胃，润心肺

黄精粥：黄精（切碎）30 克，煎水取汁，入米 100 克煮至粥熟。日食二次。

补精气

枸杞子（冬采者佳）、黄精等分。为细末，捏作饼子，干复捣为末，炼蜜为丸，如梧桐子大。每服五十丸，空心温水送下。

治脾胃虚弱，体倦无力

黄精、党参、淮山药各 30 克，与鸡同蒸后食用。

食疗养生法推荐

黄精枸杞乌骨鸡汤

功效

此汤有补血养颜、强壮身体的功效，尤其适宜女性月经不调者食用。

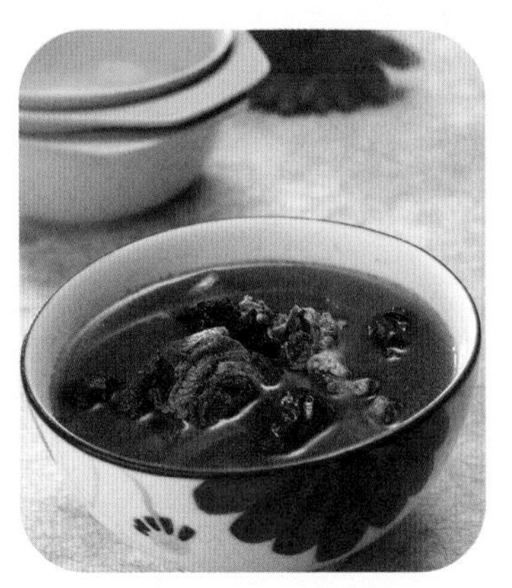

制作材料

乌骨鸡 1 只，黄精 50 克，枸杞 25 克，陈皮、红枣、盐各适量。

制作方法

1. 将乌骨鸡宰杀洗净，入沸水锅稍烫。
2. 黄精、枸杞、陈皮分别洗净，稍浸泡。
3. 红枣去核，洗净。
4. 锅内添入适量水烧开。
5. 放入乌骨鸡。
6. 加入黄精、枸杞、陈皮。
7. 投入红枣，中火煲约 3 小时。
8. 加盐调味即可。

备注

注意保留鸡内脏，在炖汤时可以一并放入。

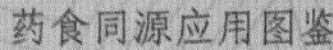

紫苏叶

《名医别录》

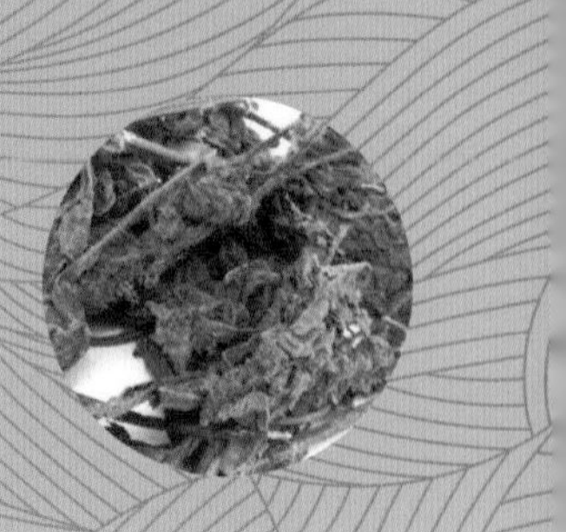

【来源】植物紫苏的茎叶。我国南方和北方都有生产。夏秋采收，除去杂质，晒干。

【辨别选购】以叶大、色紫、不碎、香气浓、无老枝梗者为佳。

【性味归经】辛，温；归肺、脾经。

【功能主治】解表散寒，行气和胃。用于风寒感冒、咳嗽呕恶、妊娠呕吐、鱼蟹中毒。

【用法用量】煎汤，10 ～ 15 克。

【食用禁忌】气虚、阴虚及温病患者慎服。

中医应用

感冒风寒

本品能散表寒，发汗力较强，可用于风寒表证，见恶寒、发热、无汗等症者，常配生姜；风寒表证兼有气滞者，可配香附、陈皮。

胃脾气滞，妊娠呕吐

本品味辛能行，可宽中除胀，和胃止呕，兼有理气安胎之功。

鱼蟹中毒

对进食鱼蟹而致腹痛吐泻者，能和中解毒。

现代研究

本品煎剂可缓和解热；增加消化液分泌、促进胃肠蠕动；缓解支气管痉挛。紫苏油可以升血糖。

可用于支气管炎、小儿咳嗽、功能性消化不良、幽门螺杆菌感染等。

常用方剂推荐

治伤风发热

苏叶汤：苏叶、防风、川芎各 4.5 克，陈皮 3 克，甘草 1.8 克。加生姜 2 片煎服。

治卒得寒冷上气

干苏叶 90 克，陈橘皮 120 克，酒 4 升，煮取 1.5 升，分温再服。

治咳逆短气

紫苏汤：紫苏茎叶（锉）30 克，人参 15 克。上二味，粗捣筛，每服 9 克，水 200 毫升，煎至 140 毫升，去滓，温服，一日 2 次。

治伤寒喽不止

紫苏一把，水 3 升，煮取 2 升，稍稍饮。

治胎气不和，胀满疼痛

大腹皮、川芎、白芍药、陈皮（去白）、紫苏叶、当归（去芦，酒浸）各 30 克，人参、甘草（炙）各 15 克。上细切，每服 12 克，水 300 毫升，生姜 5 片，葱白 2 根，煎至 140 毫升，空心温服。

食疗养生法推荐

紫苏叶陈皮酒

功效

疏风散寒，行气宽中。适用于风寒感冒。

制作材料

黄酒 500 毫升，紫苏叶 9 克，陈皮 12 克。

制作方法

1. 将紫苏叶、陈皮择净，放入锅中。
2. 加入黄酒。
3. 煎沸，取汁，分次饮服即可。

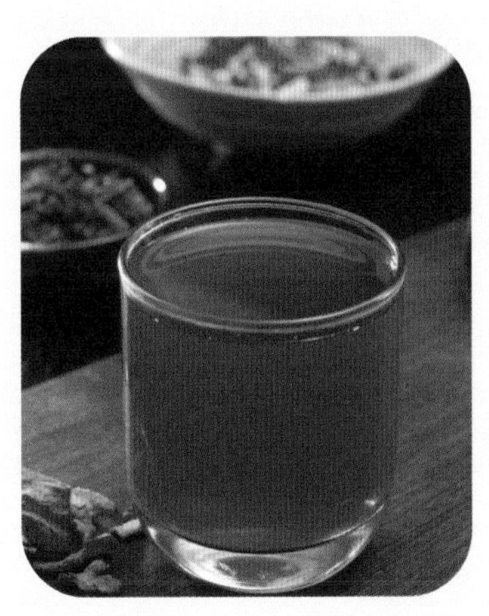

禁忌：气虚、阴虚及发热、便秘者慎服。忌与鲤鱼同食，易影响紫苏药效发挥。

紫苏子

《本草经集注》

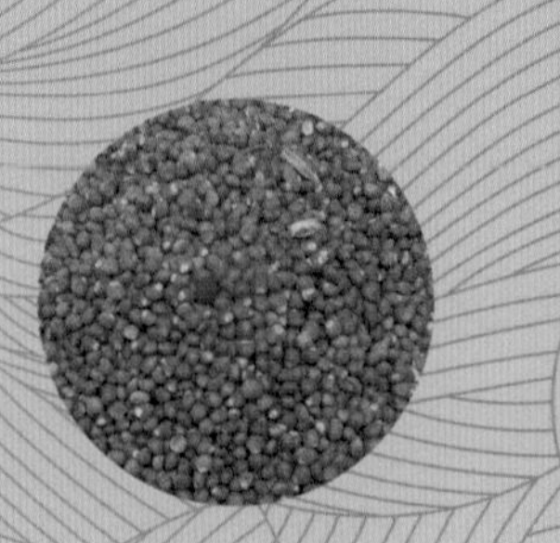

【来源】植物紫苏的成熟果实，主要产地是河南、江苏、安徽等地。秋季果实成熟时采收，晒干。

【辨别选购】以色灰黑、粒均匀、无泥土者为佳。

【性味归经】辛，温；归肺、大肠经。

【功能主治】降气化痰，止咳平喘，润肠通便。用于痰壅气逆、咳嗽气喘、肠燥便秘。

【用法用量】内服煎汤，或入丸、散，3 ~ 10 克。

【食用禁忌】气虚久咳、阴虚喘逆、脾虚便滑者皆不可用。

中医应用

肠燥便秘

紫苏子富含油脂，可以润肠通便，多与杏仁、火麻仁等同用。

咳喘痰多

紫苏子有降肺气、化痰、止咳喘的功效，与白芥子、莱菔子同用，对痰多、咳嗽气喘、气逆有很好的治疗功效。

现代研究

紫苏油有很好的降血脂和抗癌作用。

可用于肠道蛔虫病、高脂血症等。

常用方剂推荐

治小儿啼，气未定

紫苏子散：紫苏子（微炒）、萝卜子（微炒）、诃黎勒皮、杏仁（去皮、尖，麸炒黄）、人参（去苗）、木香各15克，青皮（去白）、甘草（炙微赤）各30克。上件捣，罗为细散。每服3克，以水200毫升，入生姜少许，同煎至100毫升，去滓，温服，不计时候，量儿大小加减。

降气平喘，祛痰止咳，或治肢体浮肿，舌苔白滑或白腻等

苏子降气汤：紫苏子27克，前胡、厚朴、甘草、当归各3克，半夏27克，橘皮9克，大枣5枚，生姜50克，桂心12克，上十味，以水2.6升，煮取500毫升，分为五服，日三夜二。

治上气，腹内胀满，饮食不消，欲作霍乱及咳嗽

紫苏子丸：紫苏子、橘皮各60克，高良姜、桂心、人参各30克，上为末，炼蜜为丸。每服十五丸，酒、饮任下。

食疗养生法推荐

紫苏子酒

功效

治风顺气，利肠宽中，适用于咳嗽气喘、肠燥便秘。

制作材料

清酒300毫升，紫苏子30克。

制作方法

1. 将紫苏子择净，微炒，放入容器中。
2. 倒入清酒，浸泡。
3. 取酒饮服即可。

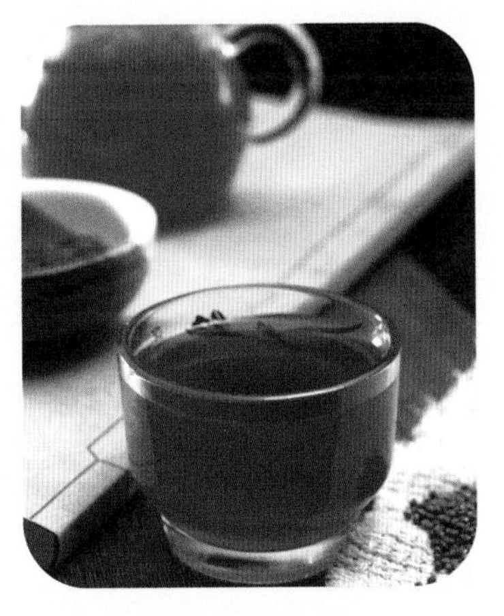

禁忌：肺虚咳喘、脾虚滑泄者禁服。

葛根

《神农本草经》

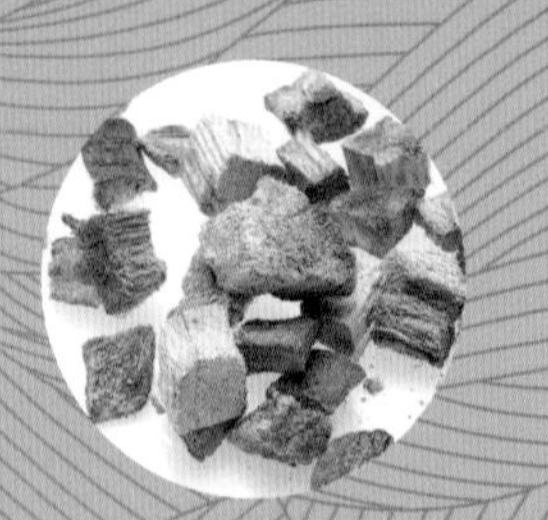

【来源】豆科植物野葛或甘葛藤的干燥根。我国多数地区均有种植。秋、冬二季采挖，野葛多趁鲜切成厚片或小块，干燥；甘葛藤多除去外皮，用硫黄熏后，稍干，截段或再纵切两半，干燥。

【辨别选购】以块大、质坚实、色白、粉性足、纤维性强者为佳。

【性味归经】甘、辛，凉；归脾、胃、肺经。

【功能主治】解肌退热，生津，透疹，升阳止泻，通经活络，解酒毒。用于外感发热头痛、项背强痛、口渴、消渴、麻疹不透、热痢、泄泻、眩晕头痛、中风偏瘫、胸痹心痛、酒毒伤中。

【用法用量】水煎服，10 ～ 15 克。

【食用禁忌】体寒湿重者慎服。

中医应用

消渴

葛根甘凉，可以清热，又能让脾胃清阳之气上升，因此有生津止渴的功效。与芦根、天花粉、知母同用，可以治疗热病津伤口渴。

表证发热，项背强痛

葛根甘凉，可以发汗解热。不管是风寒还是风热引起的发热，都可以使用。风热感冒、发热头痛，与蔓荆子、菊花、薄荷配伍；风寒感冒、发热重，与羌活、黄芩、白芷、柴胡等配伍。

麻疹不透

葛根可以解肌退热，与升麻、芍药、甘草等同用，可以治疗麻疹初期，疹出不畅。

现代研究

葛根中含有的葛根总黄酮对扩张冠脉血管和脑血管有一定的功效，可以增加血流量；葛根还可以直接扩张血管，起到降压的作用。

可用于颈椎病、内痔、慢性鼻窦炎。

常用方剂推荐

治时气头痛壮热

生葛根洗净，捣汁 200 毫升，豉 20 毫升，同煎至 120 毫升，去滓分服，汗出即瘥。未汗再服。若心热，加栀子仁十枚。

治外感风寒表实、恶寒发热、头痛、项背强痛

葛根汤

葛根 12 克，麻黄 9 克，桂枝 6 克，生姜 9 克，炙甘草 6 克，芍药 6 克，大枣 12 枚。上以水一升，先煮麻黄葛根至 800 毫升，去白沫，纳诸药，煮取 300 毫升，去滓，温服。

治烦躁热渴

葛粉四两，先以水浸粟米 500 毫升，一夜漉出，拌匀，煮粥食之。

治干呕不息

葛根捣汁，服一升，瘥。

食疗养生法推荐

粉葛炖猪骨汤

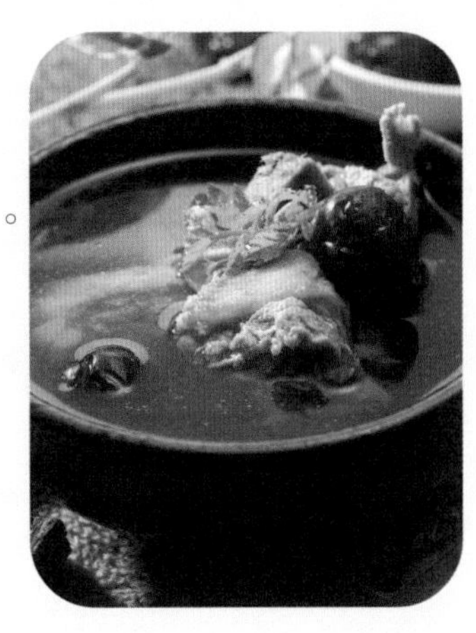

功效

具有健脾养阴、生津止渴的功效。

制作材料

猪骨700克，粉葛500克，红枣10个，陈皮1片。

制作方法

1. 粉葛去皮洗净，切段；红枣去核洗净；陈皮浸软，去白。
2. 猪骨洗净剁成块，与粉葛、红枣、陈皮一起放入锅内，加清水适量。
3. 武火煮沸后，文火煲 2~3 小时，调味食用。

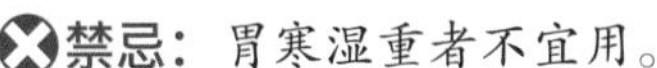

禁忌：胃寒湿重者不宜用。

黑芝麻

《神农本草经》

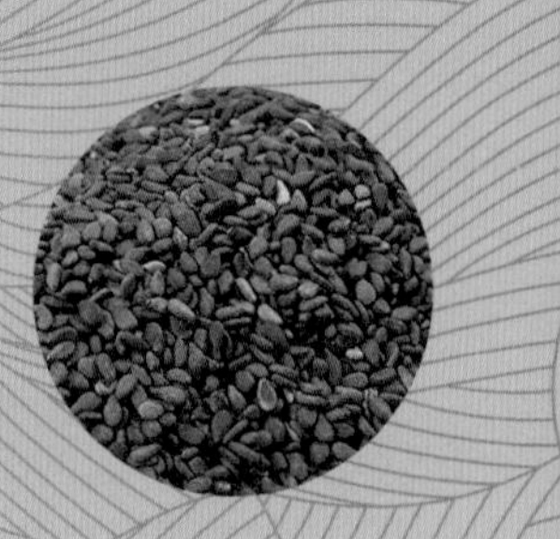

【来源】植物芝麻的成熟种子。我国各地均有生产，秋季果实成熟时采收，晒干，生用或炒用。

【辨别选购】呈扁卵圆形，外形饱满，表面黑色、平滑有网状纹路，尖端有棕色点状种脐。味甘，有油香气。

【性味归经】甘，平；归肝、肾、大肠经。

【功能主治】补肾肝，滋五脏，益精血，润肠燥。用于头晕眼花、耳鸣耳聋、精血亏虚、须发早白、脱发、肠燥便秘。

【用法用量】9 ~ 15 克，入丸、散或水煎服。

【食用禁忌】慢性肠炎、便溏腹泻者忌食。

中医应用

肠燥便秘

黑芝麻含有丰富的油脂，单用或与火麻仁、肉苁蓉、苏子等同用，可以有润肠通便的效果。

早衰诸症（肾精肝血亏虚所致）

黑芝麻具有很好的营养，为益精养血的食疗好物，与熟地黄、巴戟天等配伍，可以延年益寿。

现代研究

本品具有降血糖，增加肝脏与肌肉糖原含量，增加肾上腺中抗坏血栓与胆固醇的含量，抑制肾上腺皮质功能，抗衰老，润肠通便等作用。

可用于降血糖、增糖原、抗炎、降低胆固醇、预防动脉硬化等。

常用方剂推荐

治补肝肾，润五脏

黑芝麻粥：黑芝麻25克，大米适量，加水适量煮粥。每日2～3次，或经常佐餐食用。

治脾胃虚弱

调元粉：党参、山药、莲子、芡实、胡桃、枣肉、黑芝麻、花生、花椒。加糯米炒黄磨粉，白糖调服。长服不断。

治青少年白发

黑芝麻、鲜桑葚各250克，共捣碎，加蜂蜜适量调匀，制丸。每次服6克，每日3次。

食疗养生法推荐

枸杞芝麻糊

功效

对便秘和脱发有一定的治疗效果。

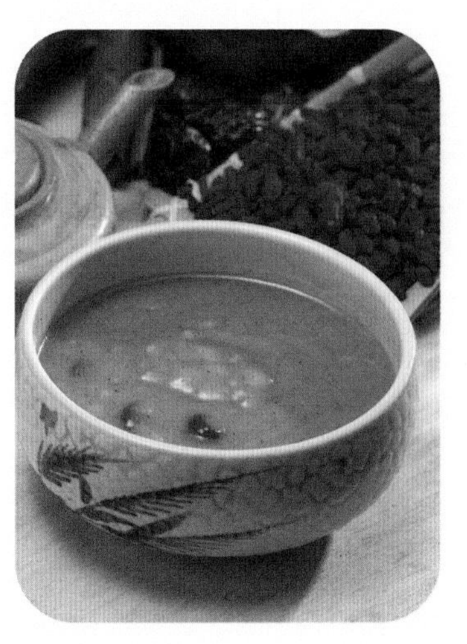

制作材料

黑芝麻300克，籼米粉100克，枸杞子15克，白砂糖适量。

制作方法

1. 将黑芝麻淘洗干净后，沥水放入锅内炒香，再磨成细末。
2. 锅内掺水烧开后，放入黑芝麻末，加入籼米粉浆。
3. 待烧开后加入白砂糖，搅匀盛碗，撒上少许枸杞子即成。

备注

炒芝麻时火候运用要适当，应用小火慢慢地炒香。

槐花

《日华子本草》

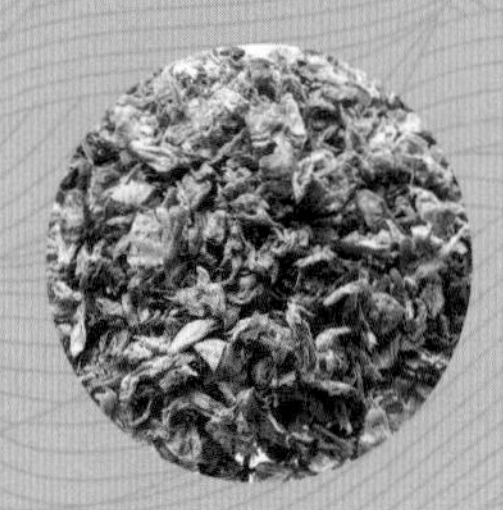

【来源】植物槐的干燥花蕾及花。主要产地是河北、山东、辽宁等华北平原和黄土高原地区。花未完全开放时称为“槐米”。

【辨别选购】槐花以花整齐不碎、色黄绿者为佳；槐米以色黄白、整齐、无枝梗杂质者为佳。

【性味归经】苦，微寒；归肝、大肠经。

【功能主治】凉血止血，清肝泻火。用于便血、痔血、赤白痢疾、衄血、吐血、肝热目赤、头痛眩晕。

【用法用量】煎汤，每次 10 ~ 15 克。外用适量，研末敷。

【食用禁忌】脾胃虚寒及阴虚发热而无实火者慎服。

中医应用

目赤、头痛

槐花味苦寒，长于清肝泻火，凡肝火上炎导致的目赤、头胀、头痛及眩晕等症，均可单味煎汤代茶饮。

血热出血证

槐花寒凉而入血分，长于泄热而凉血止血，因其性下降，善清泄大肠之火热而止血，故尤多用于下部血热之便血、痔血。用治新久痔血时，常配伍黄连、地榆。

现代研究

本品可增强毛细血管的稳定性，预防出血，含有红细胞凝集素，能缩短出血时间；对皮肤真菌有一定的抑制作用；有保护心脏功能。

可用于银屑病、高脂血症、毛细血管出血。

常用方剂推荐

治鹅掌风

槐花汤：槐花，熬煎汤，以手熏之，及热后，将瓦松擦之，过一会以水洗之，又熏又擦，每日3～5次，不过2～3日痊愈。

治肠风脏毒下血

槐花散：槐花12克，柏叶12克，荆芥穗6克，枳壳6克。研为细末，用清米饮调下，每服6克，空腹时服。

治诸种痔疮便血

槐花枳壳散：槐花60克，黄连60克，枳壳（炒）60克，百药煎60克。上为末，每服9克，空心饭水调服。

治眼目血灌瞳仁，如火眼睑胀痛

槐花当归散：槐花（炒）120克，何首乌60克，川芎60克，当归60克，甘草少许。上为末。每服6克，食后临卧米泔调下。

食疗养生法推荐

山楂槐花茶

功效

开胃助消化、降低胆固醇、舒张血管、预防中风。

制作材料

山楂10克，槐花6克，茯苓10克，冰糖适量。

制作方法

1. 将山楂、槐花、茯苓一起装入茶包中。
2. 将茶包放入杯子中。
3. 加入适量沸水，闷泡10分钟，取出茶包，加入冰糖，即可饮用。

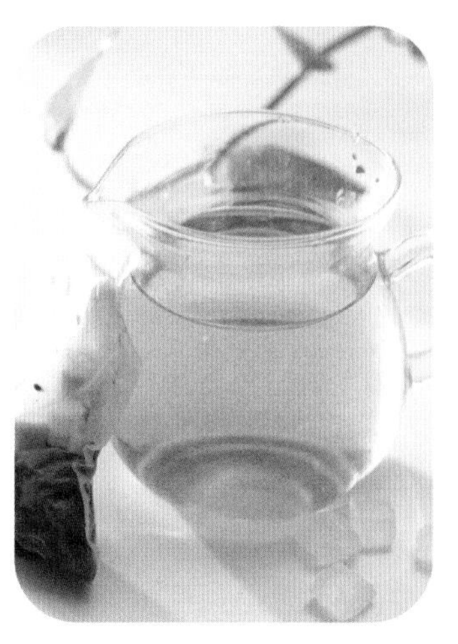

禁忌：不可空腹饮用。

蒲公英

《新修本草》

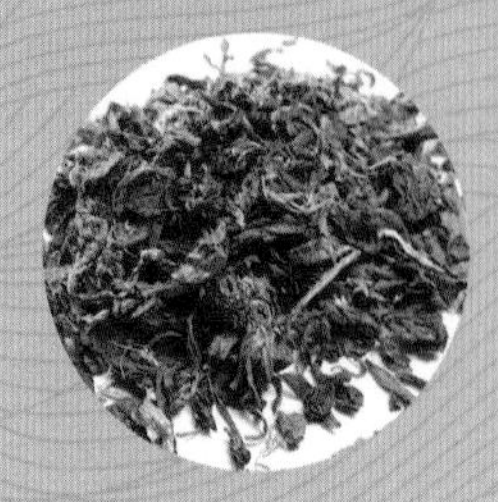

【来源】植物蒲公英或其他同属植物的全草。全国各地均有分布。花初开时采挖，洗净、切断，晒干。生用或鲜用。

【辨别选购】以身干、叶多、色灰绿、根长、无泥土杂质者为佳。

【性味归经】苦、甘，寒；归肝、胃经。

【功能主治】清热解毒，消肿散结，利尿通淋。用于疔疮肿毒、乳痈、瘰疬、目赤、咽痛、肺痈、肠痈、湿热黄疸、热淋涩痛。

【用法用量】10 ~ 15 克；外用鲜品适量，捣敷或煎汤熏洗患处。

【食用禁忌】阳虚外感、脾胃虚弱者忌服。

中医应用

乳痈肿痛，疔疮热毒

蒲公英对热毒所致的乳痈疔疮肿痛有良好的效果，可单独煎汁内服，或外敷局部，也可配合其他清热解毒药，如银花、连翘、地丁、野菊花、赤芍等；配合清肺祛痰及清热解毒药物，如鲜芦根、冬瓜子、鱼腥草、桃仁、黄连等，可治疗肺痈。

热淋涩痛、湿热黄疸

蒲公英甘苦，能够清热利尿通淋，与金钱草、车前子、白茅根等同用，可以利尿通淋；与大黄、茵陈、栀子等同用，能够治疗湿热黄疸。

现代研究

本品煎剂或浸剂有较强的抑制金黄色葡萄球菌、溶血性链球菌、卡他球菌的作用；对白喉杆菌、脑膜炎双球菌有一定的抑制作用；有利胆、保肝、利尿的作用。

可用于高脂血症、急性黄疸型肝炎、小儿热性便秘、胆囊炎。

常用方剂推荐

治急性乳腺炎

蒲公英60克，香附30克。每日1剂，煎服2次。

治肝炎

蒲公英18克，茵陈蒿12克，柴胡、生山栀、郁金、茯苓各9克。煎服。

治慢性胃炎、胃溃疡

蒲公英干根、地榆根各等分，研末，每服6克，一日3次，生姜汤送服。

治胃弱、消化不良、慢性胃炎、胃胀痛

蒲公英（研细粉）30克，橘皮（研细粉）18克，砂仁（研细粉）9克。混合共研，每服0.6克至1克，一日数回，食后开水送服。

食疗养生法推荐

蒲公英茶

功效

具有清热解毒、消痈散结的功效。

制作材料

干蒲公英20克。

制作方法

1. 将干蒲公英装入茶包中。
2. 将茶包放入锅中，加入适量清水，小火煎煮15分钟。
3. 将汁液倒入杯中即可饮用。

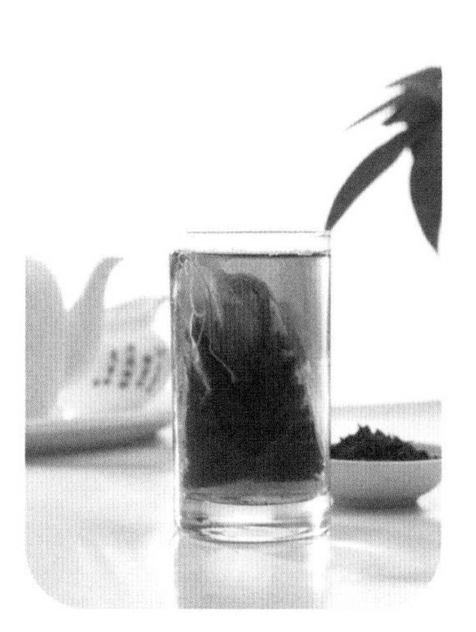

备注

蒲公英还可以搭配夏枯草或紫花地丁一起泡茶饮用，清热解毒的效果会更明显。

榧子

《名医别录》

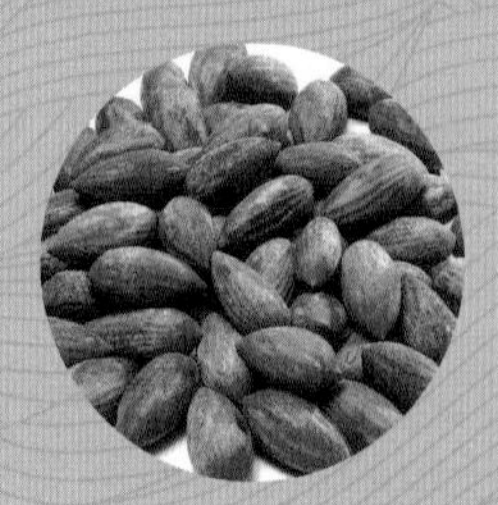

【来源】植物榧的干燥成熟种子。主要产地是湖北、湖南、江苏、浙江等地。采收成熟种子，取出种皮和肉质，洗净并晒干。

【辨别选购】种仁表面皱缩，外胚乳灰褐色，膜质，内胚乳黄白色，肥大者为佳。

【性味归经】甘，平；归肺、胃、大肠经。

【功能主治】润肺止咳，杀虫消积，润肠通便。

【用法用量】煎服，10 ~ 15 克；炒熟嚼服，一次 15 克。

【食用禁忌】大便溏薄、肺热咳嗽者不宜用；不宜与绿豆同食，影响疗效。

中医应用

肺燥咳嗽

榧子甘平，能够润肺止咳，与瓜蒌仁、炙桑叶、川贝母等同用，可以滋阴润肺止咳。

虫积腹痛

榧子能够杀虫消积、润肠通便，且其性甘平而不伤胃，对钩虫、绦虫、姜片虫、蛔虫引起的腹痛有功效。与槟榔、南瓜子同用，可以治疗绦虫病；与使君子、苦楝皮同用可以治疗蛔虫病；单用可以治疗钩虫病。

现代研究

榧子的有效成分能够去除钩虫和猫绦虫；对蚯蚓、蚂蟥有毒性作用。

可用于钩虫病、蛔虫性肠梗阻。

常用方剂推荐

驱钩虫

榧子贯众汤： 榧子 30 克，槟榔 30 克，红藤 30 克，贯众 15 克。水煎取汁，分 2 次服。每次服药时随吃生大蒜 2 至 3 瓣。连用 3 天。

治虫积腹痛

榧子煎： 细榧子 49 枚（去壳），上一味，以砂糖水 100 毫升，砂锅内煮干。熟食之。

润燥清肺，降利肺气，治肺燥及秋燥咳嗽

榧子天冬饮： 榧子 10 克，天冬 15 克，水煎服，每日 1 剂。

可健脾利湿，适用于各种水肿

榧花粥： 榧花 10 克（鲜者 20 克），大米 50 克。将榧花择净，大米淘净，放入锅中，加清水适量，煮为稀粥，待熟时调入榧花，再煮一二沸服食，每日 1 剂，连续 1 周。

食疗养生法推荐

香榧子粥

功效

此粥味道甜美，入口绵软，具有健脾益气、养胃补虚的功效，适用于脾胃虚弱、久病气虚、体倦肢软、食欲不佳者食之。

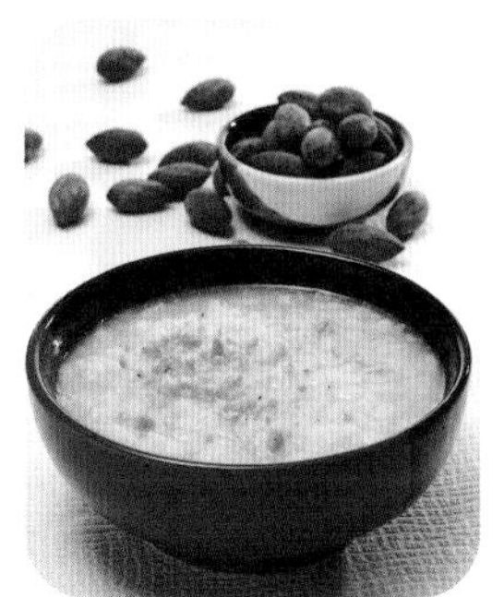

制作材料

大米 100 克，榧子 50 克，清水适量。

制作方法

1. 榧子去皮壳取仁，大米洗净。
2. 锅中加入清水、榧子、大米，以大火煮沸。
3. 沸后改小火熬成浓粥。

备注

注意火候。

酸枣仁

《神农本草经》

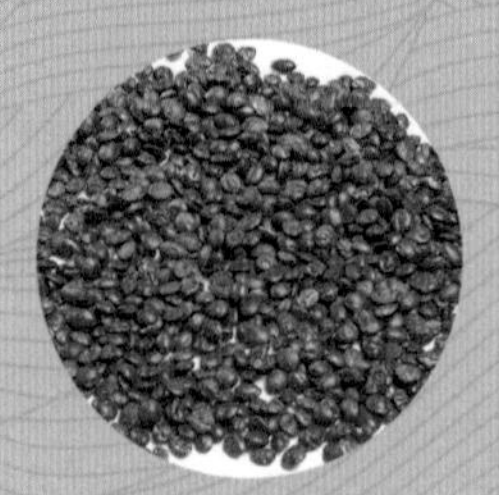

【来源】植物酸枣的成熟种子。主要产地是陕西、山西、山东、河北、河南等。采收成熟果实，取出种子，晒干。

【辨别选购】以粒大、饱满、完整、有光泽、外皮紫红色、无核壳者为佳。

【性味归经】甘、酸，平；归肝、胆、心经。

【功能主治】养心补肝，宁心安神，敛汗，生津。用于虚烦不眠、惊悸多梦、体虚多汗、津伤口渴。

【用法用量】10 ~ 15 克。用时捣碎。

【食用禁忌】内有实邪郁火及肾虚滑泄梦遗者慎服。

中医应用

虚汗

酸枣仁有收敛止汗的功能，治虚汗时可与牡蛎、浮小麦等同用。

虚烦失眠、心悸怔忡等症

酸枣仁味酸性平，能养心益肝，为治虚烦不眠的要药，主要用于血虚不能养心或虚火上炎出现的心悸失眠等症，往往与茯苓、柏子仁、丹参、熟地等同用。

现代研究

酸枣仁有降血脂、抑制血小板聚集、抗缺氧、抗肿瘤、增强免疫力、镇静催眠、抗惊厥、镇痛、降压的作用。

可用于更年期综合征、皮肤瘙痒症以及胃肠疾病引起的疼痛。

常用方剂推荐

治养血安神，清热除烦

酸枣仁汤： 酸枣仁 18 克，甘草 3 克，知母 6 克，茯苓 6 克，川芎 6 克，上五味，用水 1.6 升，先煮酸枣仁，煎至 1.2 升，再入诸药，煮取 600 毫升，分温三服。

治消渴、口舌干燥

酸枣丸： 酸枣仁 90 克，酸安石榴子（干子）30 克，葛根、覆盆子各 45 克，乌梅 50 枚，麦门冬 60 克，茯苓、瓜蒌根各 50 克，桂心 18 克，石蜜 68 克。上十味，为末，蜜丸如酸枣大。频频含化，以口中生浸为度。

宁心安神

酸枣仁粥： 酸枣仁末 15 克，粳米 100 克，将粳米煮粥，临熟下酸枣仁末再煮，空腹食用。

补心气不足，治小便涩浊

茯神酸枣仁汤： 酸枣仁（炒）30 克，茯神（去木）30 克，人参（去芦）30 克，白术（炒）30 克，黄芪（蜜炙）30 克，山药 30 克，朱砂（别研）15 克，木香（不见火）15 克，远志（去心）15 克，上为细末。每服 6 克，不拘时候。

食疗养生法推荐

酸枣仁酒

功效

此药酒对于肌肤粗糙、心神不宁者，可起到润肌肤、养五脏之功效。

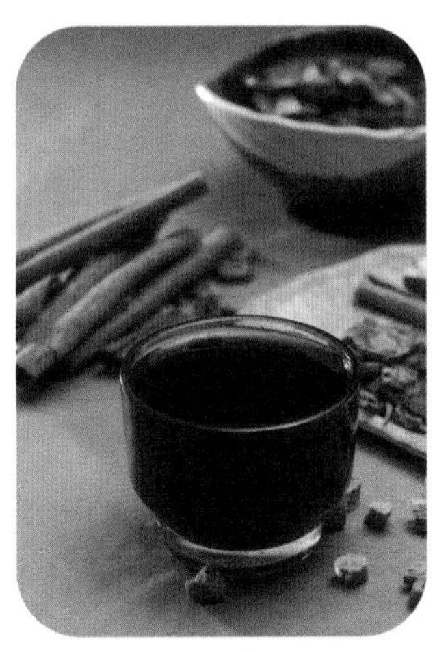

制作材料

酸枣仁 90 克，葡萄干 50 克，黄芪 90 克，天冬 60 克，茯苓 90 克，防风 60 克，独活 60 克，火麻仁 250 克，肉桂 60 克，水牛角屑 90 克，五加皮 60 克，牛膝 150 克，白酒适量。

制作方法

1. 将火麻仁、葡萄干、牛膝、酸枣仁、黄芪、茯苓、五加皮、天冬、防风、独活、肉桂、水牛角屑均捣碎，放入容器中。
2. 倒入白酒浸泡，密封。
3. 7 日后取出，过滤去渣，服饮即可。

禁忌： 阴虚有火、无气滞症状者慎服。

白茅根

《神农本草经》

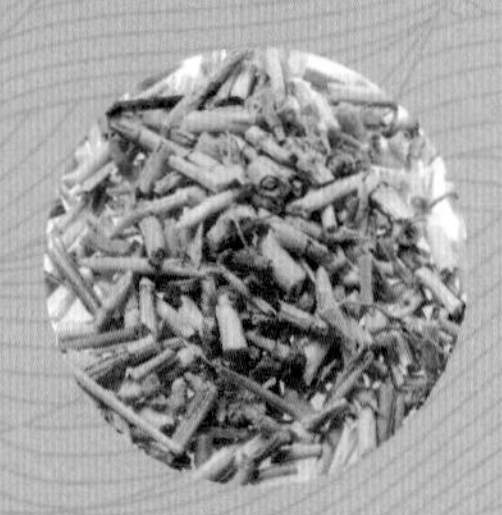

【来源】植物白茅的根茎。华北地区生产较多，全国各地均有生产。春秋采挖，洗净，晒干。

【辨别选购】以条粗、均匀、色白、无须根、味甜者为佳。

【性味归经】甘，寒；归肺、胃、膀胱经。

【功能主治】凉血止血，清热利尿。用于血热吐血、衄血、尿血、热病烦渴、湿热黄疸、水肿尿少、热淋涩痛。

【用法用量】9 ~ 30克。

【食用禁忌】脾胃虚寒、溲多不渴者忌服。

中医应用

水肿、热淋、黄疸

白茅根能清热利尿，而达到利水消肿、利尿通淋、利湿退黄之效。此外，白茅根还能清胃热而止呕、清肺热而止咳。

血热出血证

白茅根甘寒，善清血热，鼻衄出血、吐血不止，皆可煎汁运用。若治咯血，与藕同用。本品亦能清热利尿，对尿血、血淋之症尤为适宜。

现代研究

本品可缩短凝血及出血时间；利尿；抑制肺炎球菌、金黄色葡萄球菌、宋氏志贺菌。

可用于流行性出血热、病毒性肝炎、急性肾炎等。

常用方剂推荐

主治热病，哕逆不下食

白茅根散：白茅根 30 克（锉），百合 30 克，陈橘皮 30 克（汤浸去白瓤焙），葛根 30 克（锉），人参 30 克（去芦头）。上为散，每服 15 克，以水一大盏，煎至五分，去滓温服，不拘时候。

主治热病服凉药过多，致胃冷呕逆

白茅根饮子：白茅根（锉）15 克，陈橘皮（汤浸，去白瓤，焙）30 克，桂心 90 克，葛根 30 克，高良姜 15 克，枇杷叶（拭去毛，炙微黄）15 克。上锉细，和匀。每服 15 克，以水一大盏，加生姜少许，煎至半盏，去滓，不拘时候稍热服。

疏风宣肺、清热解毒、利水消肿

疏风利水汤：紫浮萍 9 克，紫苏 9 克，桑白皮 12 克，益母草 30 克，车前子 12 克，白茅根 30 克，银花 18 克，连翘 18 克，甘草 6 克。水煎服。

食疗养生法推荐

茯苓茅根炖鲫鱼

功效

健脾祛湿，养阴清补，为夏日祛湿养生汤之一，对夏季湿邪引起的无精打采、胸闷心悸、全身乏力有疗效。

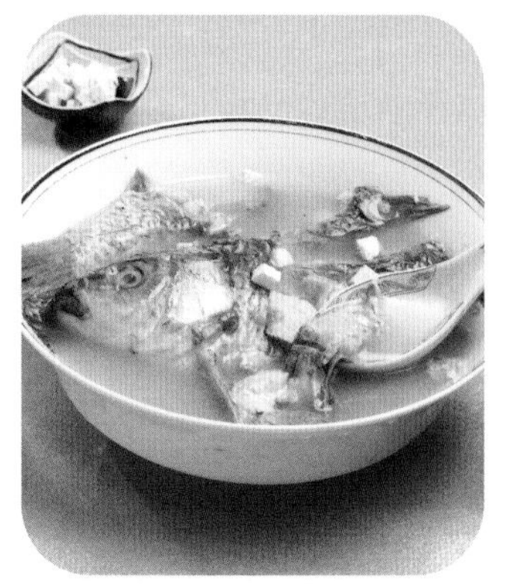

制作材料

净鲫鱼 1 只，鲜茯苓 100 克（干品则 20 克），猪瘦肉 80 克，鲜茅根 16 克，姜 2 片，冷开水、盐适量。

制作方法

1. 将鲫鱼切块，放入沸水中汆烫，捞出；猪瘦肉洗净，切块；茯苓、茅根洗净。
2. 炖盅内放入鲫鱼、茯苓、猪瘦肉、茅根、姜，注入冷开水 1 升，加盖隔水炖 3 小时。
3. 食用时，加盐调味即可。

备注

食用时请小心鱼刺。

芦根

《神农本草经》

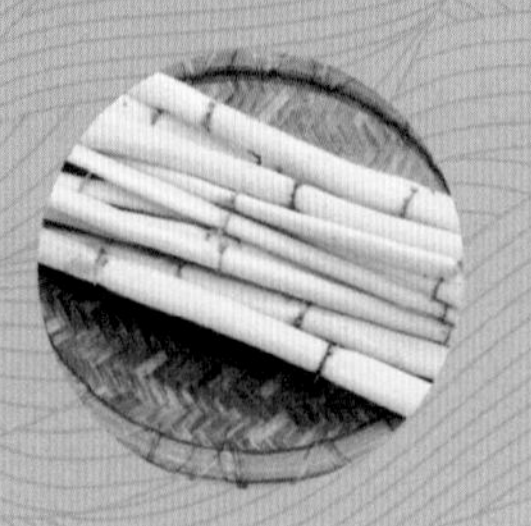

【来源】本品为单子叶植物禾本科芦苇的新鲜或干燥根茎。全国各地均有种植。除去芽、须根及膜状叶，鲜用或晒干。

【辨别选购】以条粗壮、黄白色、有光泽、无须根、质嫩者为佳。

【性味归经】甘，寒；归肺、胃经。

【功能主治】清热泻火，生津止渴，除烦止呕，利尿。用于热病烦渴、肺热咳嗽、肺痈吐脓、胃热呕哕、热淋涩痛。

【用法用量】新鲜者用 30 克，干者用 10 ~ 15 克，煎服。

【食用禁忌】脾胃虚寒者慎服。

中医应用

温热病

温热之邪，袭于肺络，则为肺热咳嗽；犯于胃腑，则见津少口渴；如影响胃气通降，则上逆而呕恶。芦根能清肺胃热，且有生津作用，故适用于肺胃郁热伤津的症候。配麦冬、天花粉清热生津；配竹茹、枇杷叶清热止呕；配瓜蒌皮、知母、浙贝清肺止咳；配冬瓜子、生薏苡仁、桃仁清肺排脓。

现代研究

鲜芦根可以镇痛、降血压、降血糖、镇静等；含有的薏苡素可以抑制骨骼肌；含有苜蓿素可以松弛肠管。

可用于肺脓肿、支气管炎、急性扁桃体炎等。

常用方剂推荐

清肺热，泻脾火

芦根汤：芦根（锉）、木通（锉）各45克，栀子仁、桔梗、黄芩（去黑心）、甘草（炙）各30克，上六味，粗捣筛。每服15克，用水300毫升，煎至150毫升，去滓，入地黄汁少许，再煎沸，温服，不拘时候。

祛暑化湿，清肺生津

芦根清肺饮：鲜芦根60克，鲜冬瓜皮15克，茯苓9克，通草3克，大豆卷9克，滑石12克，生桑皮6克，黄芩3克，瓜蒌皮4.5克，薏苡仁12克，水煎服。

清肺胃、止呕哕

芦根饮：芦根30克，竹茹30克，粳米30克，生姜20克。水煎，当茶饮。

消渴

芦根15克，麦门冬、地骨皮、茯苓各9克，陈皮4.5克。水煎服。

治胃气痛，吐酸水

芦根15克，香樟根9克。煨水服，一日2次。

食疗养生法推荐

芦根蜜糖茶

功效

鲜芦根搭配蜂蜜泡茶饮用，有清热生津、润肺利咽的功效。

制作材料

鲜芦根25克，蜂蜜适量。

制作方法

1. 将鲜芦根洗净，切碎后装入茶包中。
2. 将茶包放入杯中。
3. 加入适量沸水闷泡10分钟，加入蜂蜜调味即可饮用。

备注

鲜芦根一定要清洗干净。

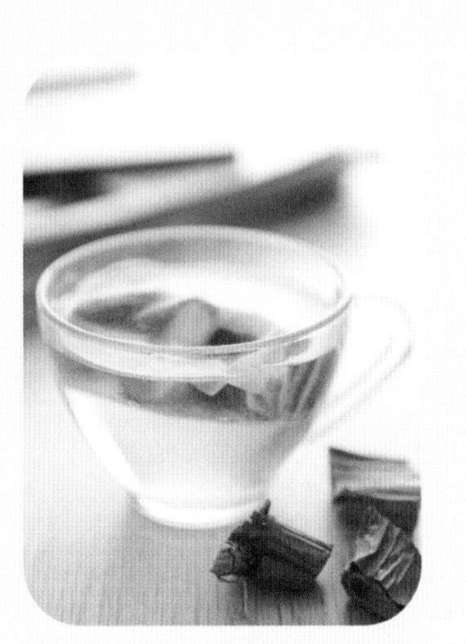

陈皮（橘皮）

《神农本草经》

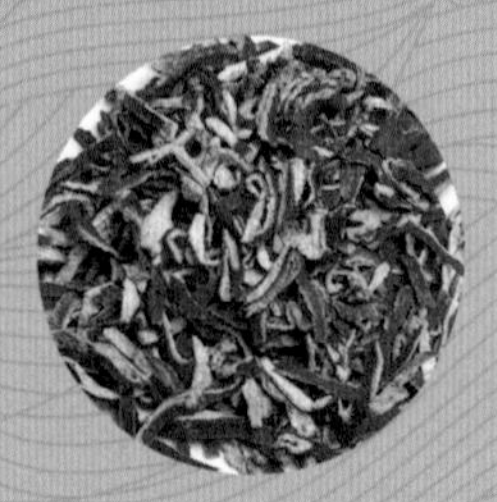

【来源】植物橘及其栽培变种的干燥成熟果皮。主要产地是长江以南地区，果实成熟时采收果皮，晒干或低温干燥。

【辨别选购】以瓣大、完整、颜色鲜、油润、质柔软、气浓、辛香、味稍甜后感苦辛者为佳。

【性味归经】苦、辛，温；归脾、肺经。

【功能主治】理气健脾，燥湿化痰。用于脘腹胀满，食少吐泻，咳嗽痰多。

【用法用量】煎服，3 ~ 9 克。

【食用禁忌】气虚体燥、阴虚燥咳、吐血及内有实热者慎服。

中医应用

呕吐、呃逆、痰多

陈皮辛香而行，善疏理气机、调畅中焦而使之升降有序。呕吐、呃逆，常与生姜、竹茹、大枣同用；脾胃寒冷、呕吐不止，常与生姜、甘草同用。此外，本品既能燥湿化痰，又能温化寒痰，且辛行苦泄而能宣肺止咳，为治痰之要药。陈皮辛行温通、入肺走胸，还能行气通痹止痛。

脾胃气滞证

陈皮辛行温通，具有行气止痛、健脾和中之功，因其苦温而燥，故寒湿阻中之气滞最宜。中焦寒湿，脾胃气滞见恶心呕吐、泄泻者，常配苍术、厚朴；食积气滞者，常与山楂、神曲同用；外感风寒、内伤湿滞者，常与藿香、苏叶同用。

现代研究

本品水煎剂能够抑制实验动物的胃肠运动；煎剂的不同剂量对心脏有不同的作用，剂量小可以增强心脏收缩力，剂量大可抑制心脏收缩力；挥发油有祛痰、利胆、降低血清胆固醇的作用。

可用于胃炎、急性乳腺炎、溃疡性结肠炎。

常用方剂推荐

行滞，止呕

陈皮汤：陈皮 6 克，生姜 12 克，上药，以水 700 毫升，煮取 300 毫升，温服。

消痰止嗽

法制橘皮：橘皮 25 克（去瓤），白檀 30 克，青盐 30 克，茴香 30 克。上用长流水两大碗同煎，水干为度。拣出橘皮，放于瓷器内，以物覆之，勿令透气。每日取 3～5 片细嚼，空心白汤下。

治脾气不足，寒滞内停

橘皮煮散：橘皮（去白）、白术各 60 克，诃子、干姜（炮）、官桂（去皮）、枳壳（去瓤，麸炒）、木香、人参、甘草（炙）各 30 克，草豆蔻 7 枚（去皮），厚朴 45 克（姜汁涂、炙黄），槟榔 5 枚，半夏 15 克（汤洗二十度用）。上十三味，研为末。每服 6 克，加生姜 3 片，枣子 2 枚，同煎。去滓温服。

主治胃虚呕哕不止

陈皮散：陈皮 15 克（去瓤），人参 15 克，生姜 0.3 克。上锉细。用水 200 毫升，煎至 60 毫升，去滓，稍热服，不拘时候。

治伤寒哕逆不止

陈皮干姜汤：陈皮、通草、干姜（炮）、桂心各 60 克，人参 30 克，甘草（炙）60 克。上药锉如麻豆大。每服 12 克，水 300 毫升煎至 180 毫升，去滓温服，日进三服。

食疗养生法推荐

陈皮黄芪煲猪心

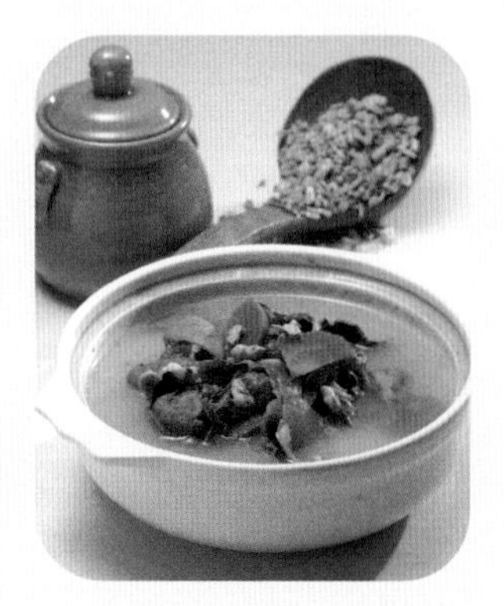

功效

补心益气，疏肝解郁。

制作材料

猪心 300 克，胡萝卜 100 克，党参、黄芪各 15 克，陈皮 3 克，盐 2 克，料酒 5 毫升，色拉油 15 毫升，鸡汤适量。

制作方法

1. 陈皮、党参、黄芪洗净，陈皮切 3 厘米见方的块；猪心洗净，切成 3 厘米见方的块。
2. 砂锅注油烧热，加入猪心、胡萝卜、料酒、盐、党参、陈皮、黄芪，添适量鸡汤煮沸，转小火煮至浓稠即可。

备注

每日 1 次，佐餐食用。

薄荷

《新修本草》

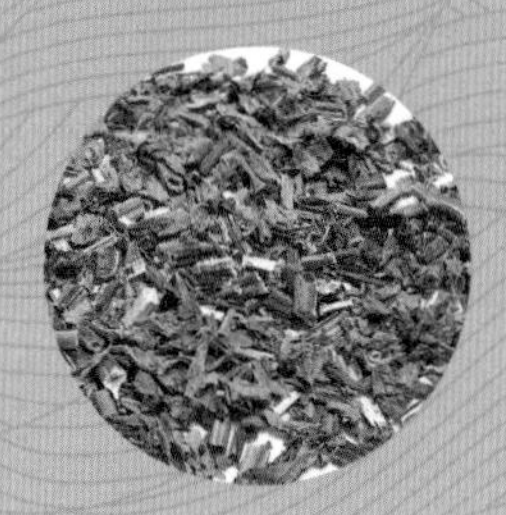

【来源】本品为唇形科植物薄荷的茎叶。主产于江苏、浙江。夏、秋两季茎叶茂盛或花开至三轮时采割，晒干或阴干。

【辨别选购】以身干、无根、叶多、色深绿、气味浓者为佳。

【性味归经】辛，凉；归肺、肝经。

【功能主治】宣散风热，清利头目，透疹。用于风热感冒，温病初起，目赤，喉痹，口疮，风疹，麻疹，胸胁胀闷。

【用法用量】3 ～ 6 克。入煎剂宜后下。

【食用禁忌】孕妇慎服。

中医应用

风热感冒、温病初起有表证

薄荷为疏散风热要药，有发汗作用。风热表证，身不出汗、头痛目赤等，常配荆芥、桑叶、菊花、牛蒡子等；风寒感冒，身不出汗，常配紫苏、羌活等。

现代研究

薄荷的薄荷油能够刺激中枢神经系统，使其兴奋，促进皮肤毛细血管扩张，从而促进汗腺分泌，增加散热，起到发汗的作用；薄荷含有利胆的成分；有祛痰止咳作用；还能抑制胃肠收缩。

可用于胃痛、口臭、牙痛等。

常用方剂推荐

治心肺壅热、头目不清、咽喉不利、精神昏浊、小儿膈热

薄荷散：薄荷 60 克，桔梗 90 克，防风 60 克，甘草 30 克。上为末。每服 12 克，灯心草煎汤下。

消风壅，化痰涎。治头昏目眩，鼻塞咽干，心胸烦闷，精神不爽

薄荷汤：荆芥穗、盐（炒）各1.5千克；鸡苏叶3.5千克，瓜蒌根330克，缩砂仁90克，甘草（炒）2千克。上为末。每服3克，沸汤点，食后服。

治痧症食积气阻

连翘薄荷饮：香附、莱菔子、槟榔、山楂、陈皮、连翘、薄荷等分，木香0.6克（研、冲）。水煎，稍冷服。

治荨麻疹

薄荷牛蒡汤：薄荷叶12克，牛蒡子9克，焦马勃9克，焦栀子9克，连翘壳9克，玄参12克，赤芍12克，板蓝根15克，大青叶12克，炒僵蚕9克，桔梗6克。水煎服。

食疗养生法推荐

薄荷意大利面

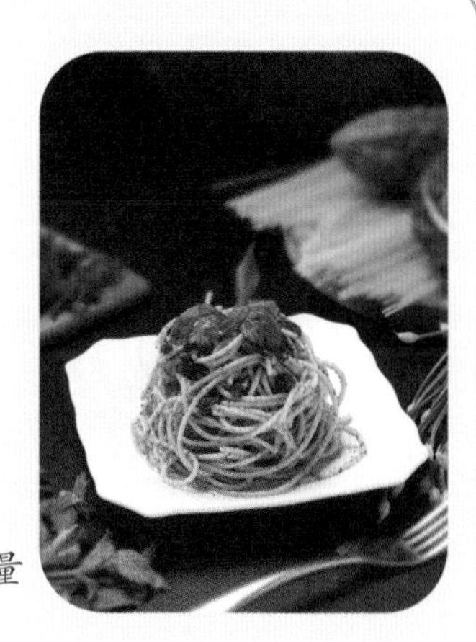

功效

增强免疫力、平衡营养吸收。

制作材料

意大利面200克，薄荷叶、松子、大蒜、盐、奶酪粉、淡奶油、橄榄油各适量。

制作方法

1. 摘取薄荷叶洗净。
2. 将松子烤香。
3. 将大蒜去皮备用。
4. 锅内添水烧开，放入意大利面、橄榄油、适量盐煮熟，沥水备用。
5. 薄荷叶、烤过的松子、少量大蒜一起放入搅拌机，一边搅拌一边加入橄榄油搅拌成酱；平底锅注橄榄油烧热，加入制作好的薄荷酱略炒。
6. 放入煮熟的意大利面，加少量淡奶油、盐调味，翻炒均匀装盘即可，撒上奶酪粉，可用薄荷叶装饰。

备注

在意大利面中使用薄荷，会使其具有明显的芳香宜人的清凉气味，但是薄荷不宜太多，避免喧宾夺主。

薏苡仁

《神农本草经》

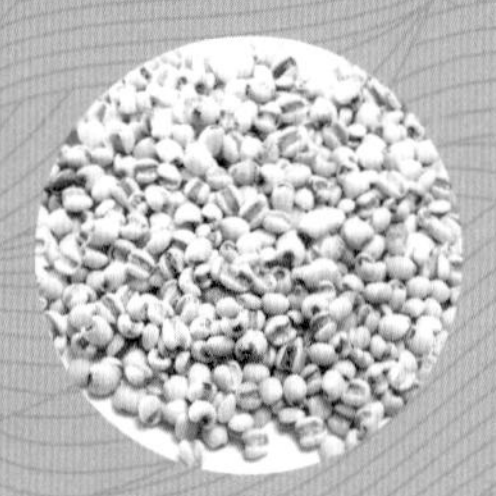

【来源】植物薏苡的成熟种仁。我国主要产地是辽宁、河北、福建等地。秋季果实成熟时采割，将果实晒干，去壳。炒用或生用。

【辨别选购】以身干、粒大饱满、色白无破碎者为佳。

【性味归经】甘、淡、凉；归脾、胃、肺经。

【功能主治】利水渗湿，健脾止泻，除痹，排脓，解毒散结。用于水肿，脚气，小便不利；湿痹拘挛，脾虚泄泻；肺痈，肠痈；赘疣，癌肿。麸炒薏苡仁、炒薏苡仁多用于脾虚泄泻。

【用法用量】煎服，9 ~ 30 克。清利湿热宜生用，健脾止泻宜炒用。

【食用禁忌】津液不足者、孕妇宜慎用。

中医应用

泄泻、带下

本品既能健脾，又能渗湿，故适用于脾虚有湿的泄泻、带下，可与白术、茯苓等配伍。

湿热内蕴之症

薏苡仁功能利水渗湿，且因其性属微寒，故可用于湿热内蕴之症；又因具健脾之功，故可用以治脾虚水肿、脚气肿痛。小便短赤，可配滑石、通草等；湿温病邪在气分，湿邪偏胜者，可配杏仁、蔻仁、竹叶、木通等；脾虚水肿、脚气肿痛，配伍茯苓、白术、木瓜、吴茱萸等。

现代研究

薏苡仁含有能够抑制癌细胞的物质；可抑制小肠运动；含有的脂肪油能降血糖、解热、镇静、镇痛。

可用于腹泻、水肿、食管癌、胃癌、结肠癌、扁平疣等。

常用方剂推荐

治中风手足流注疼痛，麻痹不仁
薏苡仁汤：薏苡仁 30 克，当归 30 克，芍药 30 克，麻黄 30 克，官桂 30 克，甘草（炙）30 克，苍术（米泔浸一宿，去皮，锉炒）30 克，上锉，每服 20 克，水 400 毫升，生姜七片，煎至 300 毫升，去滓，食前温服。

利湿清热
薏苡仁粥：薏苡仁 30 克、粳米 60 克，将薏苡仁、粳米共同煮粥。每日 2 次，作主食吃。

治风肿在脾，浮肿
薏苡仁汤：薏苡仁（炒）、防己、赤小豆（炒）、甘草（炙）各等分，上药㕮咀。每服 12 克，用水 400 毫升，加生姜 3 片，煎至 300 毫升，去滓温服，不拘时候。

主治中风拘挛，不可屈伸
白蔹薏苡汤：白蔹、薏苡仁、芍药、桂心、牛膝、酸枣仁、干姜、甘草各 200 克，附子 3 枚。黄酒渍药一宿，微火煎三沸，每服 200 毫升，日 3 次。不耐饮酒者减半。

食疗养生法推荐

香菇薏米饭

功效
增强肾功能，并有清热利尿作用。

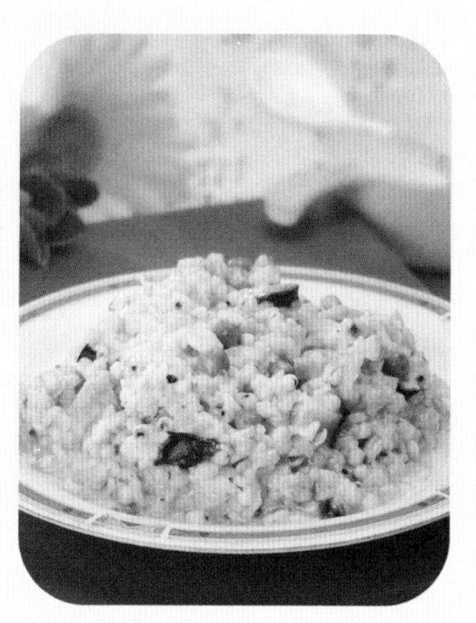

制作材料
薏米适量，大米适量，水发香菇 50 克，油豆腐、油、盐、青豆适量。

制作方法
1. 薏米洗净，浸透；水发香菇泡于温水中，20 分钟后捞出沥干，泡香菇的水留下备用；香菇、油豆腐切成小块。
2. 将大米、薏米、香菇、油豆腐加香菇水搅拌均匀，加入油、盐。
3. 再撒上青豆上笼蒸熟即成。

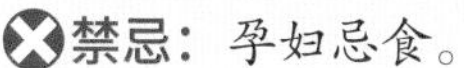

禁忌：孕妇忌食。

薤白

《神农本草经》

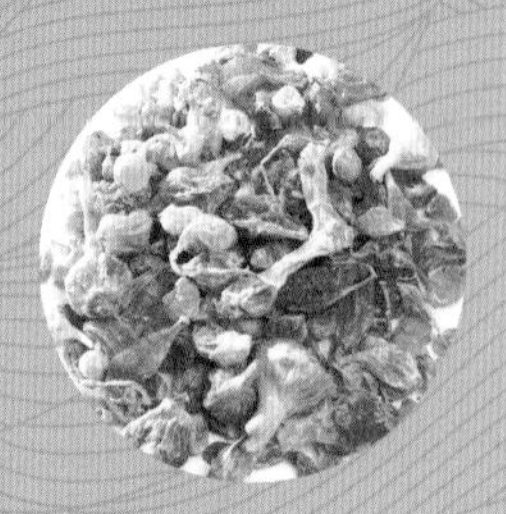

【来源】百合科植物小根蒜或薤的地下干燥鳞茎，主要产地是浙江、江苏。夏秋采挖，洗净，烫透，晒干。

【辨别选购】以粒大匀称整齐、质坚、色黄白、半透明、无外层膜质鳞叶、无黑褐色僵粒夹杂其中、味辛者为佳。

【性味归经】辛、苦，温；归肺、胃、大肠、心经。

【功能主治】通阳散结，行气导滞。用于胸痹心痛、脘腹痞满胀痛、泻痢后重。

【用法用量】内服煎汤，5 ~ 10 克，鲜品 30 ~ 60 克；或入丸、散，亦可煮粥食。外用适量，捣敷或捣汁涂。

【食用禁忌】尚不明确。

中医应用

脘腹痞满胀痛、泻痢里急后重

薤白可以行气导滞、消胀止痛。脘腹痞满胀痛，与高良姜、木香、砂仁等配伍；泻痢里急后重，单用或与木香、枳实等同用。

胸痹

薤白性辛，能够温通滑利，与瓜蒌、枳实、半夏等同用，可以治疗寒痰阻滞、胸阳不振所致的胸痹；与瓜蒌皮、丹参、川芎等同用，可以治疗痰瘀胸痹。

现代研究

本品可降低血清过氧化脂质；薤白提取物对实验对象的心肌细胞有保护作用；煎剂能够抑制肺炎球菌、志贺菌。

可用于冠心病、哮喘、心绞痛等。

常用方剂推荐

治久患咳嗽，肺虚成劳疾及吐血、咯血

薤白散：鳖甲（炙）、阿胶（炒）各60克，鹿角胶23克，上药为散。每服9克，用水300毫升，入薤白一茎，煎至240毫升，去滓，食后服。先嚼薤，次服药，一日3次。

宽胸，行气，止痛

薤白粥：薤白10～15克（鲜者30～50克），粳米100克，取薤白同粳米煮粥。

治胸痹之病，喘息咳唾，胸背痛，短气

栝楼薤白白酒汤：栝楼实一枚（捣），薤白250克，白酒7升。上三味同煮，取2升，分温再服。

通阳散结，祛痰宽胸

栝楼薤白半夏汤：瓜蒌实1枚（捣），薤白12克，半夏12克，白酒1升，上四味，同煮取400毫升，温服100毫升，一日3次。

食疗养生法推荐

糖醋薤白

功效

消食导滞，适用于食欲不振、纳呆食少以及消化不良引起的脘腹饱胀等病症。

制作材料

薤白500克，白糖、白醋各适量。

制作方法

1. 将薤白洗净，晾干。
2. 置入密封的容器中，加白糖、白醋。
3. 浸泡10天以后可食用。

禁忌：不能吃太多；不与韭菜同食。

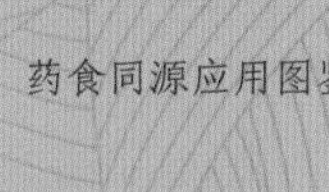

覆盆子

《名医别录》

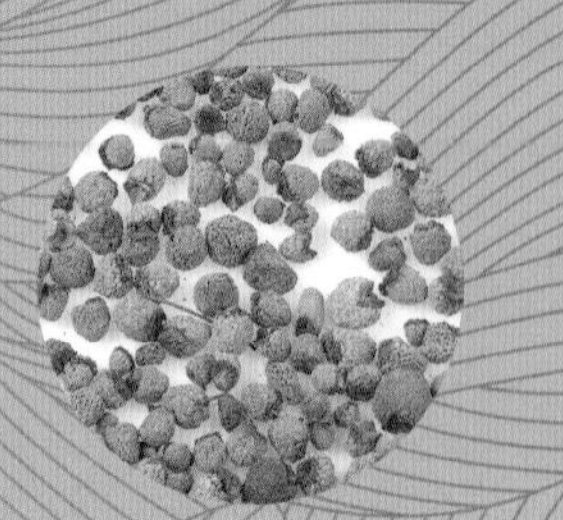

【来源】植物华东覆盆子的未成熟果实。主要产地是浙江、福建等地，夏初果实含青时采收，沸水烫过，晒干。

【辨别选购】以表面黄绿或淡棕色、背面密被灰白色茸毛、气微、口尝味甘微酸者为佳。

【性味归经】甘、酸，温；归肝、肾、膀胱经。

【功能主治】益肾固精缩尿，养肝明目。用于遗精滑精、遗尿尿频、阳痿早泄、目暗昏花。

【用法用量】煎服，6 ~ 12 克。也可浸酒、熬膏或入丸、散。

【食用禁忌】凡表邪未解、内有实热、咳嗽初起、麻疹初期、肾虚有火、小便短涩，均不宜用。

中医应用

肾虚阳痿，遗精早泄，小儿遗尿

本品滋养肝肾，且有收涩作用，故有良好的固精缩尿的功效。肾虚阳痿、遗精早泄，可配枸杞子、菟丝子、五味子等；小便频数、小儿遗尿，配桑螵蛸、益智仁、菟丝子等。

现代研究

覆盆子具有调节下丘脑 - 垂体 - 性腺轴功能、改善学习记忆力、延缓衰老等作用。

可用于生发等。

常用方剂推荐

主治虚劳精气乏，四肢羸弱

覆盆子散：覆盆子60克，五味子0.9克，黄耆（锉）30克，石斛（去根，锉）45克，肉苁蓉（酒浸1宿，刮去皱皮，炙干）30克，车前子0.9克，鹿角胶（捣碎，炒令黄燥）30克，熟干地黄30克，钟乳粉60克，天门冬（去心，焙）45克，紫石英（细研，水飞过）45克，菟丝子（酒浸3日，晒干，别研为末）30克。上为细散。每服6克，食前温酒调下。

主治虚劳，失精，腰膝疼痛

补益覆盆子丸：覆盆子120克，菟丝子（酒浸3日，晒干，别捣为末）60克，龙骨45克，肉苁蓉（酒浸1宿，刮去皱皮，炙干）60克，附子（炮裂，去皮脐）30克，巴戟30克，人参（去芦头）45克，蛇床子30克，熟干地黄60克，柏子仁30克，鹿茸（去毛，涂酥炙令微黄）60克。上为末，炼蜜为丸。每服30丸，空心及晚食前以温酒送下。

主治胸腹满闷、浮肿、寒疟、血溢、腰椎痛

备化汤：木瓜干30克，茯神（去木）30克，牛膝（酒浸）0.9克，附子（炮，去皮脐）0.9克，熟地黄15克，覆盆子15克，甘草0.3克，生姜0.9克。上锉散。每服12克，水300毫升，煎210毫升，去滓，食前服。

食疗养生法推荐

枸杞覆盆子茶

功效

收敛、促进消化、强身、补充铁元素。

制作材料

枸杞子、覆盆子适量。

制作方法

1. 将枸杞子、覆盆子放入杯中。
2. 倒入白开水。
3. 泡10分钟即可饮用。

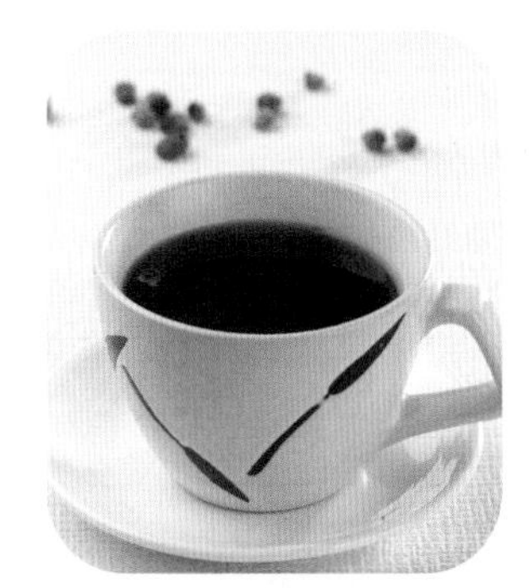

禁忌：怀孕初期不可过量使用。

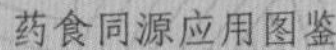

藿香

《名医别录》

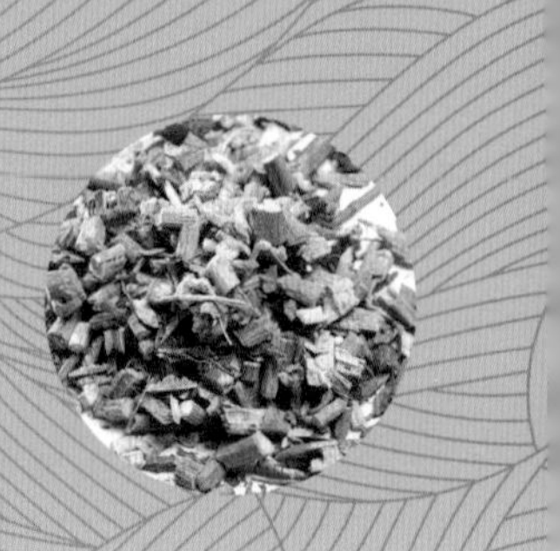

【来源】草本植物广藿香或藿香的地上部分。主要产地是海南、广东等地，夏秋采收。

【辨别选购】以叶多、香气浓者为佳。

【性味归经】辛，微温；归脾、胃、肺经。

【功能主治】化湿醒脾，止呕解暑。用于湿浊中阻、脘腹痞闷，呕吐，寒湿闭暑、腹痛吐泻。

【用法用量】煎服，5 ~ 10 克。鲜品加倍。

【食用禁忌】阴虚血燥者不宜用。

中医应用

发热恶寒、胸脘满闷、鼻渊

本品既能化湿，又能解表，故适用于外感风寒兼有湿阻中焦的症候，常配伍紫苏、陈皮等使用。此外，藿香可治鼻渊，常配猪胆汁等同用。

呕吐、泄泻

藿香芳香辟秽浊而能和理脾胃。感受秽浊、呕吐泄泻，可配苏叶、半夏、厚朴、陈皮等；胃寒呕吐，可配半夏；湿热者，可配黄连、竹茹；脾胃虚弱者，可配党参、甘草；妊娠呕吐，可配砂仁。

暑湿证

藿香微温，化湿而不燥热，又善于解暑，为解暑要药。其治暑湿之证，不论偏寒、偏热都可应用，临床经常与佩兰配伍。

湿阻脾胃、脘腹胀满

藿香气味芳香，功能醒脾化湿，为芳化湿浊之要药。在临床上常与佩兰等同用治疗湿阻中焦、脘闷纳呆；湿温初起，可配薄荷、茵陈、黄芩等。

现代研究

藿香的挥发油能够促进胃液的分泌，加强消化能力；有防腐抗菌作用；可促进发汗。

可用于中暑、腹泻、念珠菌性阴道炎等。

常用方剂推荐

主治胃寒呕吐不止

藿香安胃汤: 藿香 6 克,半夏、陈皮、白术、甘草、茯苓、干姜各 3 克。加生姜少许,水煎服。

主治食积、痞积

藿香和中汤: 藿香 2.4 克，厚朴 1.5 克，砂仁 1.5 克，陈皮 1.5 克，炙草 1.5 克，生姜 2 片。水煎服。

温脾胃，化痰饮，消宿冷，止呕吐

藿香散: 厚朴（去粗皮，姜汁炙）、甘草（炙）、半夏（切作四片，姜汁浸一宿，以粟炒黄）、藿香叶各 30 克，陈皮（去白）15 克。上为粗散。每服 6 克，水 200 毫升，入生姜三片，枣一枚，同煎 140 毫升，去滓，热服，不计时候，一日 2 ～ 3 次。

主治腹胀，足肿，黄疸

藿香扶脾饮: 厚朴 3 克，炙草 3 克，半夏 3 克，藿叶 3 克，陈皮 6 克，木香 1.5 克，麦芽 1.5 克。水煎服。

食疗养生法推荐

藿香鱼头

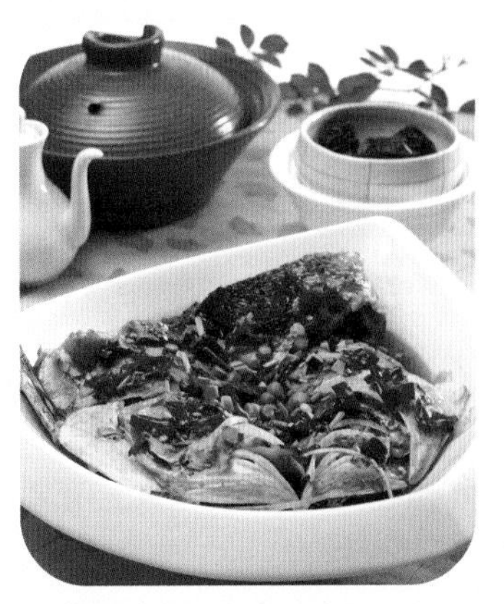

功效

开胃、促进饮食。

制作材料

白鲢鱼头 3 个，藿香 100 克，姜片 10 克，葱 20 克，料酒 15 克，盐 12 克，豆瓣 20 克，色拉油 50 克，姜米 8 克，蒜米 8 克，鸡精 6 克，白砂糖 3 克，湿淀粉 5 克，鸡油 10 克，鲜汤 100 克。

制作方法

1. 藿香洗净，将叶子剁成细末。
2. 鱼头对剖两半，洗净后用姜片、葱、盐、料酒码味，腌渍 20 分钟备用。
3. 将腌渍好的鱼头盛入盘中，淋上鸡油，上笼大火蒸 8 分钟后取出。
4. 锅内放入色拉油，烧至七成热时放入豆瓣、姜米、蒜米小火翻炒出香，再加入鲜汤、鸡精、白砂糖大火烧开后放入湿淀粉勾芡，放入藿香末调拌均匀后淋于鱼头上即成。

备注

调料可根据个人喜好酌情增减。

乌梢蛇

《药性论》

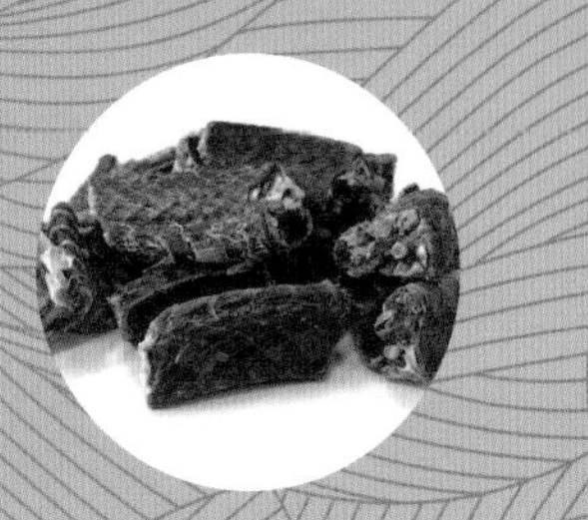

【来源】游蛇科动物乌梢蛇除去内脏的干燥体。全国各地均有分布，夏秋两季捕捉，去皮、内脏，干燥。

【辨别选购】以身干、头尾完整、皮黑褐色、肉色黄白、脊背有棱、质坚实者为佳。

【性味归经】甘，平；归肝经。

【功能主治】祛风，通络，止痉。用于风湿顽痹、麻木拘挛、中风口眼歪斜、半身不遂、抽搐痉挛、破伤风、麻风疥癣、瘰疬恶疮。

【用法用量】煎服，9～12克；研末，每次2～3克；或入丸散、酒浸服。外用适量。

【食用禁忌】血虚生风者慎服；忌犯铁器。

中医应用

本品有祛风通络、透骨搜风作用，可治风湿痹痛以及口眼歪斜、半身不遂等症；又能定惊止痉、祛风攻毒，用治破伤风、疥癣。风湿痹痛、筋脉拘急，可配豨莶草、独活、威灵仙等；口眼歪斜、肌肉麻痹，可配全蝎、当归、羌活、白芷等；破伤风、小儿惊风抽搐，配白花蛇、蜈蚣等；麻风、疥癣，可配白花蛇、雄黄等。

现代研究

乌梢蛇提取物能够抗炎，镇静，镇痛；乌梢蛇的血清可以对抗五步蛇蛇毒。

可用于中风半身不遂、肌肉疼痛、皮炎、湿疹、荨麻疹、癣等。

常用方剂推荐

祛风通络，攻毒。主治风湿痹，破伤风

乌梢蛇酒：乌梢蛇 1 条，白酒 500 毫升，浸泡 3 ～ 4 日，药酒则成。每次 10 ～ 20 毫升，每日 3 次。

祛风胜湿，祛瘀通络

龙蛇散：地龙 250 克，蜂房 60 克，全虫 20 克，白花蛇 4 ～ 6 条，乌梢蛇 60 克。上药烘干，共研细末，过筛后装入胶囊，每次服 4 ～ 6 粒，每日 3 次。

食疗养生法推荐

乌梢蛇酒

功效

通经络、解毒，治疗风湿痹痛。

制作材料

乌梢蛇适量，白酒适量。

制作方法

1. 将乌梢蛇放入容器中。
2. 倒入白酒，淹过蛇体即可。
3. 密封，浸泡 10 ～ 15 日。

备注

每日服 10 毫升，一日 2 次。

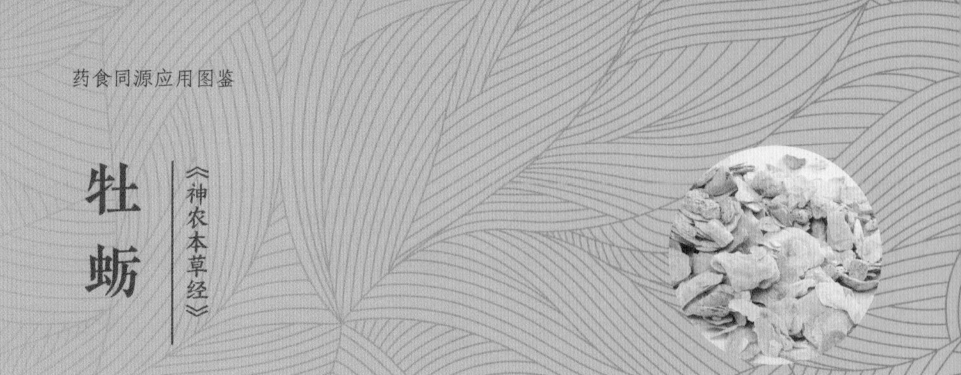

牡蛎

《神农本草经》

【来源】本品为牡蛎科动物长牡蛎、大连湾牡蛎或近江牡蛎的贝壳。全年均可采收，去肉，洗净，晒干。

【辨别选购】以质坚、内面光洁、色白者为佳。

【性味归经】咸，微寒；归肝、胆、肾经。

【功能主治】重镇安神，潜阳补阴，软坚散结。用于惊悸失眠，眩晕耳鸣，瘰疬痰核，癥瘕痞块。煅牡蛎收敛固涩，制酸止痛。用于自汗盗汗，遗精滑精，崩漏带下，胃痛吞酸。

【用法用量】煎服，9 ～ 30 克，应打碎先煎。外用适量。

【食用禁忌】本品多服久服易引起便秘和消化不良。

中医应用

痰火郁结之症

本品味咸，软坚散结，可用治痰火郁结之痰核、瘰疬、瘿瘤等癥瘕积聚。痰核、瘰疬、瘿瘤，常配浙贝母、玄参等；气滞血瘀型癥瘕积聚，常配鳖甲、丹参、莪术等。此外，本品质重，有重镇安神之功效，可用治心神不安、惊悸怔忡、失眠多梦。

肝阳上亢，头晕目眩

本品咸寒质重，入肝经，有平肝潜阳、益阴之功，可用治水不涵木、阴虚阳亢之头目眩晕、烦躁不安，耳鸣者，常与龙骨、龟甲等同用。

现代研究

牡蛎的粉末对实验动物有镇静、抗惊厥的作用；牡蛎多糖可以抗凝血、降血脂、抗血栓。

可用于慢性肝炎、泄泻、肺结核、盗汗等。

常用方剂推荐

治眩晕

牡蛎 18 克，龙骨 18 克，菊花 9 克，枸杞子 12 克，何首乌 12 克。水煎服。

治百合病

瓜蒌根、牡蛎（熬）等分。为细末，每次 1.5 克，每日 3 服。

治胃酸过多

牡蛎、海螵蛸各 15 克，浙贝母 12 克。共研细粉，每服 9 克，每日 3 次。

食疗养生法推荐

牡蛎杜仲酒

功效

收涩止汗，适用于气虚盗汗者。

制作材料

牡蛎、杜仲各 15 克，黄酒 300 毫升。

制作方法

1. 将牡蛎、杜仲均洗净，研细末。
2. 放入容器中，加入黄酒。
3. 浸泡后饮服即可。

禁忌： 高血压忌食。

阿胶 《神农本草经》

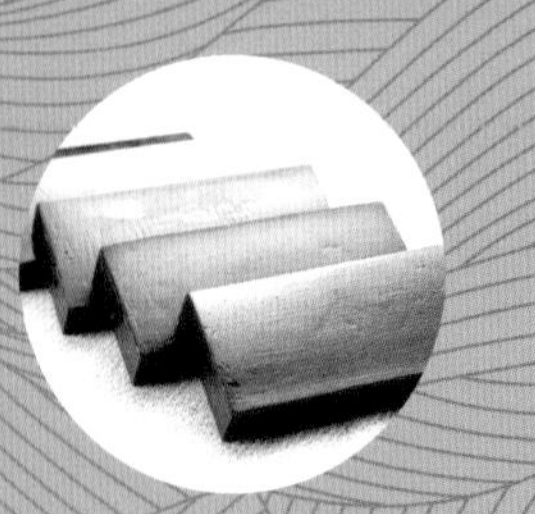

【来源】本品为驴皮熬制成的胶块。江苏、浙江、山东产量较多。将驴皮漂泡，去毛，切成小块，再漂泡洗净，分次水煎，滤过，合并滤液，用文火浓缩（可分别加入适量的黄酒、冰糖和豆油）至稠膏状，冷凝，切块，阴干。

【辨别选购】以色匀、质脆、半透明、断面光亮、无腥气者为佳。

【性味归经】甘，平；归肺、肝、肾经。

【功能主治】补血滋阴，润燥，止血。用于血虚萎黄，眩晕心悸，肌痿无力，心烦不眠，虚风内动，肺燥咳嗽，劳嗽咯血，吐血尿血，便血崩漏，妊娠胎漏。

【用法用量】5 ~ 15 克，入汤剂宜烊化冲服。

【食用禁忌】脾胃虚弱、消化不良者慎服。

中医应用

血虚，失血，热病伤阴

本品补血作用较佳，为治血虚的要药，阿胶具有补血止血、标本兼顾的特点，尤其适宜出血导致的血虚症候；又善于止血，对一切失血之症，均可应用，如咯血、便血、崩漏等；还能滋阴润肺，可用于热病伤阴、虚烦不眠，阴虚咳嗽等症。血虚补血，常配当归、党参、黄芪等；失血止血，常配生地黄、蒲黄、藕节等；热病伤阴，内风欲动，常配钩藤、牡蛎等；阴亏火炽、虚烦不眠，常配合白芍、黄连等；阴虚咳嗽、咯血，常配麦冬、沙参、马兜铃等。

现代研究

本品有促进造血、降低血黏度、抗肺损伤、增强免疫等作用。

可用于失血性贫血等。

常用方剂推荐

养阴补肺，止咳止血

补肺阿胶散：阿胶 45 克、牛蒡子 7.5 克、杏仁 7 个、马兜铃 15 克、炙甘草 7.5 克、糯米 30 克。上药共研末，每用 3～6 克。也可用饮片作汤剂水煎服。

生脉阿胶汤：益气养阴，养血通脉。党参、麦冬、生地黄、五味子、炙甘草、黄芪各 30 克，阿胶、炒枣仁各 10 克，丹参、黄芪各 20 克。将诸药择净，放入药罐中，加清水适量，浸泡片刻，水煎取汁，纳入阿胶烊化饮服，每日 1 剂。

杞芪三胶汤：益气养血，补益肝肾。适用于骨质疏松症。枸杞、黄芪、阿胶、龟甲胶、鹿角胶、当归、杜仲各十克。将枸杞、黄芪、当归、杜仲水煎取汁，纳入阿胶、龟胶、鹿角胶烊化饮服，每日 1 剂。

主治经血暴下，兼带下

车前子 0.3 克，淡竹叶 0.3 分，黄芩（去黑心）0.3 克，生地黄 0.3 克，阿胶（炙燥，杵碎）0.3 克。上 5 味，将前 4 味㕮咀。以水 400 毫升，煎至 200 毫升，下胶，搅烊，顿服。

益气养血，止血

阿胶 30 克，糯米 100 克，红糖 50 克，先煮糯米粥，粥将成时加入阿胶、红糖，边煮边搅，至阿胶融化即可。每天 1 次，连服 5 天。

食疗养生法推荐

黄连阿胶鸡蛋黄汤

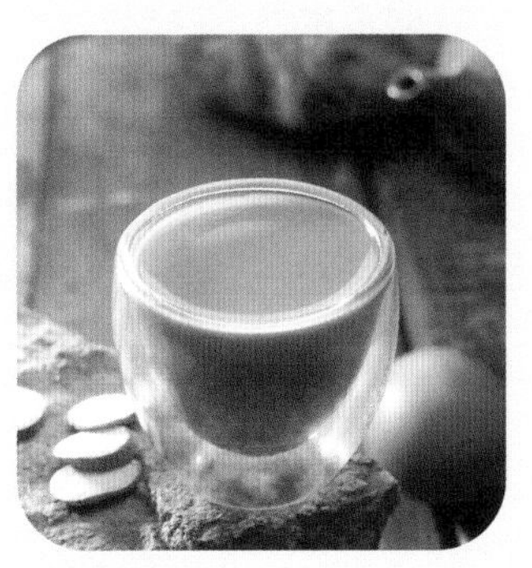

功效

此汤适用于阴虚火旺或因热病、失血后阴虚阳亢的失眠者。

制作材料

黄连 5 克，白芍 10 克，阿胶 20 克，生鸡蛋黄 2 个，清水适量。

制作方法

1. 黄连、白芍用清水洗净，稍浸泡片刻。
2. 阿胶打碎。
3. 把黄连、白芍放入瓦煲内，加清水 500 毫升，武火煲沸。
4. 改文火煲 40 分钟，至还剩大半碗水量时，关火。
5. 阿胶碎放入碗中，倒入煲好的药汁，搅拌至阿胶碎烊化。
6. 鸡蛋黄放入药汁中，搅拌均匀即可。

备注

此量可供 1 人用。宜每晚临睡前服用。

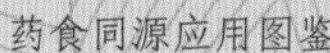

鸡内金

《神农本草经》

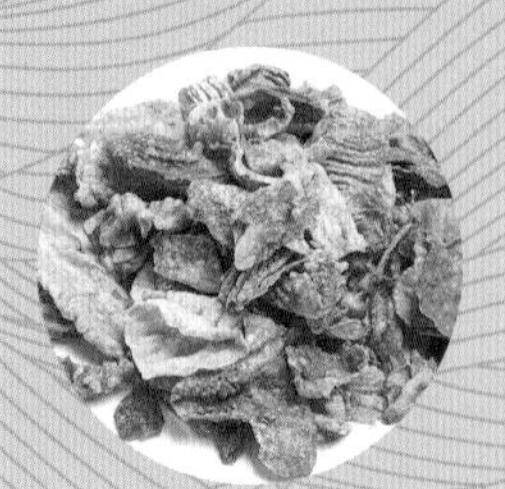

【来源】动物家鸡的干燥砂囊内壁，全国各地均有养殖。取出鸡肫，留下内壁，洗净，干燥。

【辨别选购】以色黄、少破碎者为佳。

【性味归经】甘，平；归脾、胃、小肠、膀胱经。

【功能主治】健胃消食，涩精止遗，通淋化石。用于食积不消，呕吐泻痢，小儿疳积，遗尿，遗精，石淋涩痛，胆胀胁痛。

【用法用量】3 ~ 10 克。

【食用禁忌】脾虚无积滞者慎服。

中医应用

肾虚遗精、遗尿

鸡内金可以固精缩尿止遗。单用温酒送服可治疗遗精；与菟丝子、桑螵蛸等同用，可治疗遗尿。

砂石淋证、胆结石

鸡内金入膀胱经，有化石的功效。与金钱草等药同用，可治疗砂石淋证或胆结石。

饮食积滞、小儿疳积

鸡内金能够消食化积、健运脾胃。食积较轻者，可以单将鸡内金研成末使用；食积较重者，可以加入山楂；与白术、使君子、山药同用，可以治疗小儿疳积。

现代研究

本品可增强胃运动；增强实验动物膀胱括约肌的收缩、减少尿量；增强胃蛋白酶、胰脂肪酶的活性。

可用于消化不良、胃石症、萎缩性胃炎等。

常用方剂推荐

治膈消；膀胱有热，消渴饮水，下咽即利

鸡内金丸：鸡内金 150 克，栝楼根 150 克。上为末，炼蜜为丸，如梧桐子大。

健脾消食

粳米 100 克，鸡内金 5 ～ 6 克，白糖适量。将鸡内金用文火炒至黄褐色，研为细粉，将粳米、白糖加入锅内，加水 800 毫升左右，煮至粥将成时，放入鸡内金粉，再煮一沸即成。

化瘀消积，开胃气。适用于慢性肝炎、肝硬化

三七鸡金茶：三七 5 克，鸡内金 3 克，花茶 3 克，用前二味药的煎煮液 300 毫升泡茶饮用，冲饮至味淡。

食疗养生法推荐

猪肚内金汤

功效

健胃润燥，调中气，促进十二指肠溃疡愈合，加强胃消化能力。

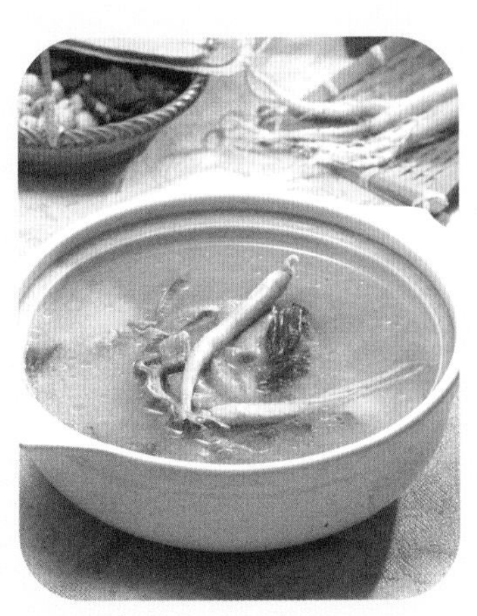

制作材料

猪肚 250 克，鸡内金 12 克，人参须 12 克，生姜适量。

制作方法

1. 猪肚洗擦干净。
2. 猪肚、鸡内金、人参须与生姜洗净放入煲内。
3. 放水 3 碗，煲 3 小时，即可饮用。

备注

人参须可以选择吉林产地的。人参须能促进新陈代谢，调中补气。

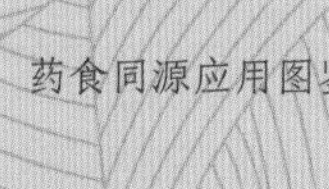

蜂蜜

《神农本草经》

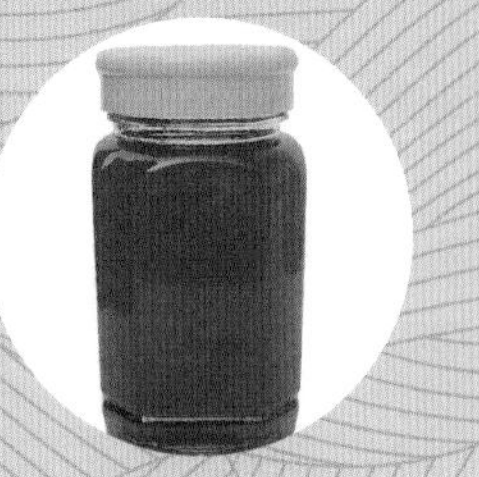

【来源】本品为蜜蜂科昆虫蜜蜂所酿的蜜。全国各地均有生产。春至秋季采收，滤过。

【辨别选购】以水分小、有油性、稠如凝脂、用木棒挑起时蜜汁下流如丝状不断且盘曲折叠状、味甜不酸、气芳香、洁净无杂质者为佳。

【性味归经】甘，平；归肺、脾、大肠经。

【功能主治】补中，润燥，止痛，解毒、生肌敛疮。用于脘腹虚痛，肺燥干咳，肠燥便秘；解乌头类药毒；外治疮疡不敛，水火烫伤。

【用法用量】15 ~ 30 克；冲调或入丸剂、膏剂。外用涂敷。

【食用禁忌】糖尿病、肥胖以及血脂高的患者慎服。

中医应用

解毒

蜂蜜与乌头类药物一起煎，可以降低乌头类药物的毒性。因乌头类药物中毒者，可以大量服用蜂蜜，起到一定的解毒作用。

肺虚久咳、燥咳

蜂蜜可以补气益肺、润肺止咳。对治疗肺虚久咳、气短乏力、咽燥痰少有很好的功效，也可与生地黄、人参等配伍；还可以作为止咳药的辅料。

便秘

蜂蜜能够润肠通便。可以单用，也可与当归、火麻仁、生地黄等配伍以通便。

现代研究

蜂蜜对创面有收敛、营养和促进愈合的作用；内服有祛痰和轻泻作用。

用于肠燥便秘、干咳等。

常用方剂推荐

治咳嗽

白蜜1斤，生姜2斤（取汁）。将两味药文火煎煮，待姜汁收尽，停火。每次服用一丸（如枣大），日三次。

治上气咳嗽，喘息，喉中有物，唾血

杏仁、生姜汁各2升，糖、蜜各1升，猪膏200克。上五味，先以猪膏煎至杏仁黄，出之，以纸拭令净，捣如膏，合姜汁、蜜、糖等，合煎令可丸。服如杏核一枚，日夜六、七服，渐渐加之。

治高血压，慢性便秘

蜂蜜54克，黑芝麻30克。先将芝麻蒸熟捣如泥，搅入蜂蜜，用热开水冲化，一日2次。

治胃及十二指肠溃疡

蜂蜜54克，生甘草9克，陈皮6克。水适量，先煎甘草、陈皮，去渣，冲入蜂蜜。一日3次。

治蛔虫病，吐涎心痛，发作有时，毒药不止

甘草粉蜜汤：甘草60克，米粉30克，蜜120克。上三味，以水3升，先煮甘草取2升，去滓，纳粉、蜜，搅令和，煎如薄粥，温服1升，瘥即止。

食疗养生法推荐

蜂蜜蒸红薯

功效

补脾益胃，益气生津，通利大便。

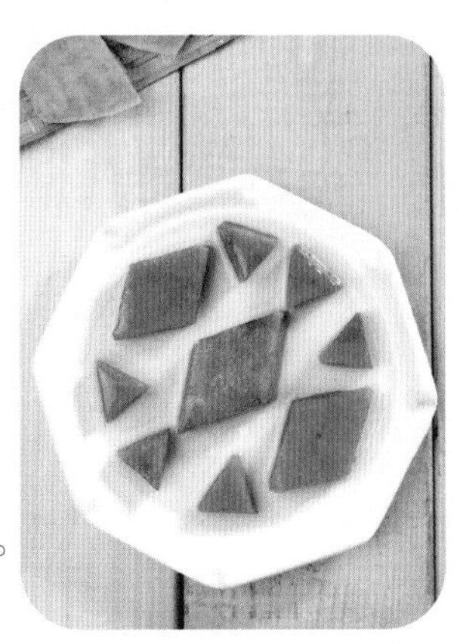

制作材料

红薯300克，蜂蜜适量。

制作方法

1. 洗净去皮的红薯修平整，切成菱形状。
2. 把切好的红薯摆入蒸盘中，备用。
3. 蒸锅添清水上火烧开，放入蒸盘。
4. 盖上盖，用中火蒸至红薯熟透。
5. 揭盖，取出蒸盘，待稍微放凉后浇上蜂蜜即可。

备注

新鲜的红薯比较坚硬且外皮发亮。

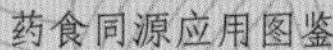

蕲蛇

《雷公炮炙论》

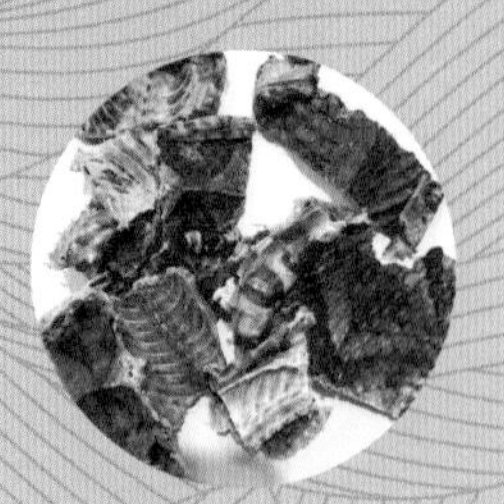

【来源】五步蛇的干燥体。主要产于浙江、江西、湖北等地，夏秋捕捉，除去内脏，洗净，干燥。

【辨别选购】以条大、头尾齐全、花纹斑块明显者为佳。

【性味归经】甘、咸，温；有毒；归肝经。

【功能主治】祛风，通络，止痉。用于风湿顽痹，麻木拘挛，中风口眼歪斜，半身不遂，抽搐痉挛，破伤风，麻风，疥癣。

【用法用量】3～9克；多入丸、散、酒剂。

【食用禁忌】蕲蛇过敏者禁用。

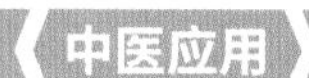

中医应用

麻风、疥癣

蕲蛇能够走肌表而祛风止痒，与大黄、皂角刺和蝉蜕等配伍，可以治疗麻风；与荆芥、天麻、薄荷配伍，可以治疗疥癣。

风湿痹痛、中风半身不遂

蕲蛇性温通络，外走肌表，内走脏腑，祛内外风邪。对治疗日久风湿顽痹、经络不通以及中风导致的半身不遂有功效，可与当归、防风、羌活等同用。

现代研究

蕲蛇有镇静、催眠及镇痛作用；有显著降压作用。

可用于坐骨神经痛、中风后遗症等。

常用方剂推荐

中风伤酒，半身不遂，口目㖞斜，骨节疼痛；及年久疥癣，恶疮风癞

蕲蛇酒：蕲蛇1条（酒洗，润透，去骨刺及近头3寸，只取肉）120克，羌活、归身、天麻、秦艽、五加皮各60克，防风30克。加入糯米生酒，浸润，于大锅中，水煮1日，取起，埋阴地7日取出。每饮1～2杯。

大麻风年深不愈，眉毛脱落，鼻梁崩坏，额颅肿破，身痴肤裂，足趾溃烂；诸般风湿

蕲蛇酿：蕲蛇（酒洗）90克，地龙（去土）90克，当归（酒洗）、川芎（微炒去汁）、赤芍药、天门冬、苍术（米泔浸）、木鳖子（去壳）、细辛、白芷、荆芥穗、蔓荆子、甘菊花、石菖蒲、威灵仙、何首乌、明天麻、胡麻、草乌、白蒺藜（去刺）、炙甘草、紫参、沙参、苦参、木贼草（去节）、定风草（即天麻苗）、不灰木各30克，烧酒50斤。上咀片，悬于坛内，酝酿月余。食后避风饮之，以醉为妙。

食疗养生法推荐

三蛇酒

功效

缓解风湿痹痛或类风湿关节炎、强直性脊柱炎等病症。

制作材料

乌梢蛇150克，大白花蛇20克，蕲蛇10克，生地黄50克，冰糖500克，白酒2升。

制作方法

1. 将三种蛇剁去头，清洗后切成短节；生地黄洗净切成片。
2. 冰糖置锅中，加入适量水置火上加热溶化，待糖汁成黄色时，趁热用二层纱布过滤去渣。
3. 白酒装入酒坛，将蛇、生地黄直接倒入酒中，加盖密闭，每天搅拌一次。
4. 10～15天后开坛过滤，加入冰糖汁后再充分搅拌均匀，密封15天后即成。

用法用量

每次饮用10～15克，每日2次。

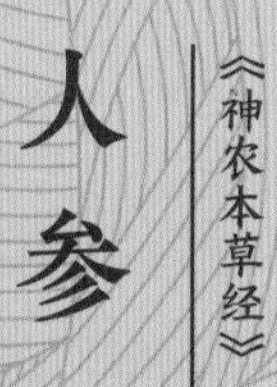

人参

《神农本草经》

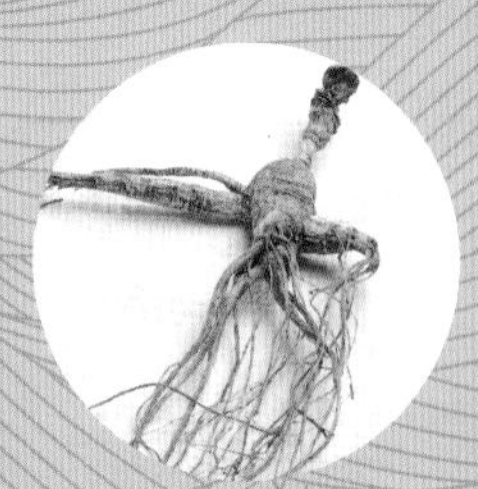

【来源】植物人参的干燥根。主要产地在黑龙江、吉林、辽宁。秋季采挖，洗净。园参经晒干或烘干，称“生晒参”；山参经晒干，称“生晒山参”；经水烫、浸糖后干燥，称“白糖参”；蒸熟后晒干或烘干，称“红参”。

【辨别选购】以身长、支大、芦长者为佳。

【性味归经】甘、微苦，平、微温；归脾、肺、心、肾经。

【功能主治】大补元气，复脉固脱，补脾益肺，生津止渴，安神益智。用于治疗一切气血津液不足之症。

【用法用量】3 ~ 9克，另煎兑入汤剂服；野山参若研粉吞服，一次2克，一日2次。

【食用禁忌】不宜与藜芦、五灵脂同用。实热症、湿热症及正气不虚者忌用。

中医应用

气虚欲脱、脉微细

人参能大补元气，所以常用以气虚欲脱之症。临床上如遇气息短促、汗出肢冷、脉微细，或大量失血引起的虚脱等危急症候，可单用一味人参煎服，以补气固脱；如阳气衰微，又可与附子等同用，以益气回阳。

脾胃虚弱、倦怠乏力

人参能鼓舞脾胃的元气，常用于脾胃虚弱之症。倦怠乏力，气虚脱肛，常配黄芪、白术等；纳呆、腹胀、泄泻等，可配白术、茯苓、山药、莲肉、砂仁等。

肺虚气喘

肺气虚则呼吸短促、行动乏力、动辄气喘。本品能补肺气，可用于肺虚气喘，常与蛤蚧、胡桃肉等同用。

消渴，热病耗伤津液

人参能生津止渴。消渴，可配生地、天花粉等；热病耗伤津液而身热口渴者，可配清热泻火药，如石膏、知母等；热伤气阴，口渴汗多，气虚脉弱者，可配麦冬、五味子等。

神志不安、失眠

人参能益心气、安心神，凡心悸怔忡、失眠健忘等属于气血两亏、心神不安之症，均可用之。常与养血安神药，如酸枣仁、龙眼肉、当归等同用。

现代研究

人参具有抗休克作用、强心作用;可增强机体免疫力;有抗疲劳、促进系统造血功能、调节胆固醇代谢等作用;还可降血糖。

可用于休克、慢性肝炎、肺心病、肾性贫血等。

常用方剂推荐

清热除烦

芩竹茶：黄芩 5 克，竹叶 5 片，人参 3 克，加适量白糖，用开水冲泡 5～10 分钟即可，冲饮至味淡。

补气涩肠，用于脾虚气弱者

桃花粥：人参（研末）10 克，炙甘草 10 克，赤石脂（研末）10 克，粳米 50 克。先煎炙甘草，去渣，入人参、粳米煮粥，后下赤石脂末。

益气健脾，调和气血

五香酒：檀香、木香、乳香、川芎、没药各 45 克，丁香 15 克，人参 120 克，白糖霜 7.5 千克，胡桃肉 200 个，红枣（去核）30 枚。将上药前 7 味共为末，每料糯米五斗、细曲 7.5 千克、白烧酒三大坛。常酿酒法。每次服 1～2 杯。

治胃虚冷，中脘气满

温胃煮散：人参末 10 克，生附子末 2.5 克，生姜 0.5 克（切碎）。上三味和匀，用水 140 毫升，煎至 40 毫升，以鸡子一枚取清，搅拌，空心顿服。

治阳虚气喘，自汗盗汗，气短头晕

人参 25 克，熟附子 50 克。分为四帖，每帖以生姜十片，流水 400 毫升，煎 200 毫升，食远温服。

治霍乱心烦躁

桂心 1 克(末),人参 25 克(去芦头)。上以水 200 毫升，煎至 140 毫升，去滓，分温二服。

食疗养生法推荐

人参炖鹌鹑

功效

益气补肾，有助于改善身体虚弱状况、延缓衰老。

制作材料

净鹌鹑肉 1000 克，人参 25 克，山药 100 克，枸杞子 5 克，葱段 5 克，姜片 4 克，料酒 3 毫升，盐适量。

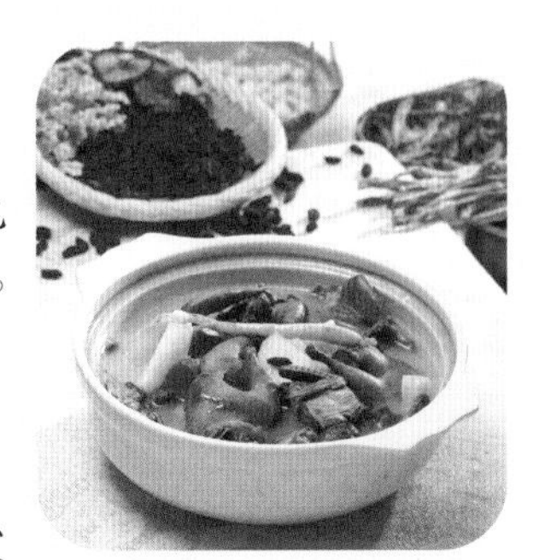

制作方法

1. 将鹌鹑肉放入沸水锅中，烫一下，捞出备用。
2. 人参洗净，切片；山药洗净，切片。
3. 砂锅中放入鹌鹑肉、人参、山药、枸杞子、葱段、姜片、适量清水，小火炖至熟烂，加料酒、盐调味即成。

山银花

《神农本草经》

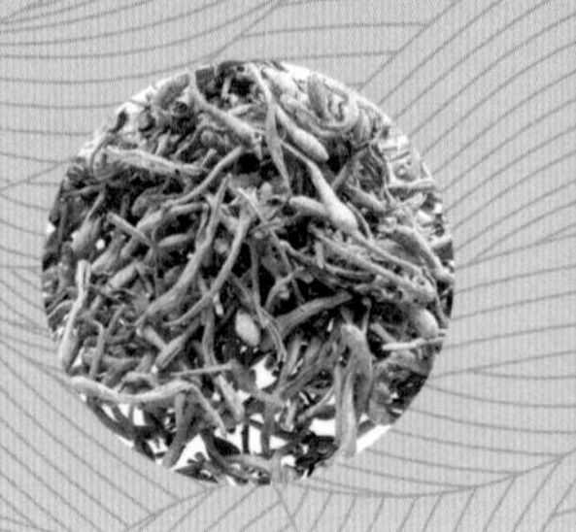

【来源】为忍冬科植物灰毡毛忍冬、红腺忍冬、华南忍冬或黄褐毛忍冬的干燥花蕾或带初开的花。主要产地是广东、广西、湖南、贵州、云南等。夏初花开放前采收，干燥。

【辨别选购】山银花呈棒状稍弯，花朵较金银花小，表面呈绿棕色、黄白色或黄棕色；花蕾上绒毛较少，用手触之，手感较硬；气味深沉、浓厚，香味范围较广。

【性味归经】甘，寒；归肺、心、胃经。

【功能主治】清热解毒，疏散风热。用于痈肿疔疮、喉痹、丹毒、热毒血痢、风热感冒、温病发热。

【用法用量】6 ~ 15 克，水煎服；或入丸、散。外用适量，捣敷。

【食用禁忌】脾胃虚寒及疮疡属阴证者慎服。

中医应用

外感风热

山银花味甘性寒，能治风热、温病初起，可清透疏表。常配伍连翘、薄荷等。

疮痈肿毒

山银花可清热解毒，凉血止痢。为治痈肿疔疮，可配合蒲公英、紫花地丁等。清热止痢可配合黄芩、白芍等。

现代研究

本品具有抗菌、抗毒、抗炎、解热、促进炎性细胞吞噬、增强机体免疫的功能；降血脂，促进中枢系统兴奋；轻度预防实验动物幽门结扎性胃溃疡。

可用于流行性感冒、发热、咽喉肿痛等。

常用方剂推荐

治太阴风温、温热，冬温初起，但热不恶寒而渴者

连翘 30 克，山银花 30 克，苦桔梗 18 克，薄荷 18 克，竹叶 12 克，生甘草 15 克，荆芥穗 12 克，淡豆豉 15 克，牛蒡子 18 克。上杵为散，每服 18 克，鲜苇根汤煎服。

治痢疾

山银花（入铜锅内，焙枯存性）15 克。红痢以白蜜水调服，白痢以砂糖水调服。

治热淋

山银花、海金沙藤、天胡荽、金樱子根、白茅根各 30 克。水煎服，每日一剂，5 ～ 7 天为一疗程。

治胆道感染，创口感染

山银花 30 克，连翘、大青根、黄芩、野菊花各 15 克。水煎服，每日一剂。

治疮疡痛甚，色变紫黑者

山银花连枝叶（锉）60 克，黄芪 120 克，甘草 30 克。上细切，用酒 1 升，同入壶瓶内，闭口，隔水煮 4 ～ 6 小时，取出，去滓，顿服之。

治一切肿毒，不问已溃未溃，或初起发热，并疔疮便毒，喉痹乳蛾

山银花（连茎叶）自然汁半碗，煎八分服之，以滓敷上，败毒托里，散气和血，其功独胜。

食疗养生法推荐

山银花黄瓜肉片汤

功效

此汤清淡爽口，排毒养颜。其中，山银花有清热解毒、疏散风热的食疗功效。

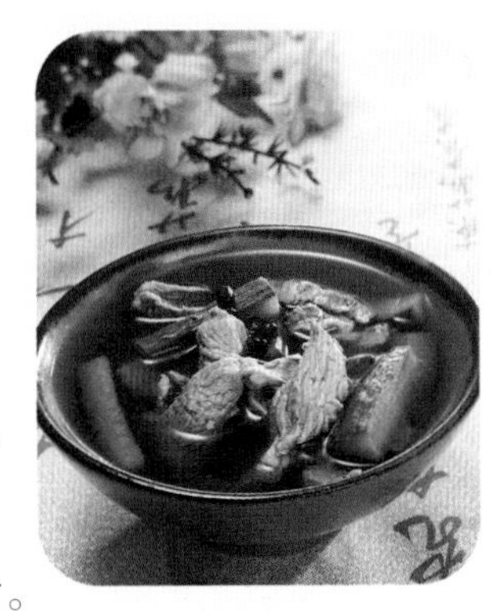

制作材料

黄瓜 1 根，瘦肉 100 克，赤小豆 50 克，山银花 15 克，甘草适量，盐适量。

制作方法

1. 将赤小豆洗净，用水浸泡，备用；黄瓜洗净，切成段。
2. 将瘦肉洗净，切成厚片，放入沸水中焯烫。
3. 将山银花、甘草加适量水煲成药汁，去渣取汁。
4. 将赤小豆、瘦肉片、药汁一同放入沸水锅中，用小火煮 1 小时。
5. 加入黄瓜段稍煮，加入盐调味即可。

备注

黄瓜所含的黄瓜酶，能促进人体的新陈代谢；富含的维生素，能美白肌肤、保持肌肤弹性。

油松节

《中华本草》

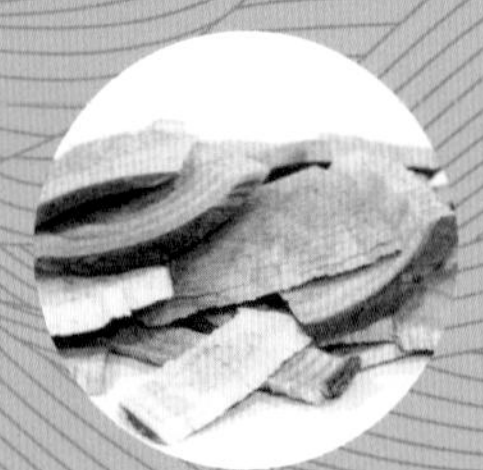

【来源】为松科植物油松、马尾松、赤松、云南松等枝干的结节。东北、华北、西南等地有产出，主要产地有山东、江苏。全年均可采收，锯取后阴干。

【辨别选购】以色红棕、油性足者为佳。

【性味归经】苦，温；归肝、肾经。

【功能主治】祛风燥湿；舒筋通络；活血止痛。主治风寒湿痹，骨节风痛；脚痹痿软；跌打伤痛。

【用法用量】煎汤，10 ~ 15 克；浸酒、醋等；外用适量。

【食用禁忌】阴虚血燥者慎服。

中医应用

燥湿，祛风。油松节性苦温，可治骨节间之风湿。足膝筋骨有风有湿，作痛作酸，痿弱无力者，用此立愈。倘阴虚髓乏，血燥有火者，宜斟酌用之。

现代研究

油松节有一定的镇痛抗炎作用。

可用于风湿性关节炎、跌打损伤等。

常用方剂推荐

治痢后痛风

油松节、苍术、紫葳、黄柏、桃仁各30克，乳香3克，甘草15克，姜数片。水煎，每日1剂，分3次服。

治大骨节病

油松节75克，蘑菇75克，红花50克。加水5升，煎至2.5升，过滤，加白酒500克。每服20毫升，每日2次。

食疗养生法推荐

油松节酒

功效

用于风湿痹痛，跌打疼痛。

制作材料

油松节、白酒适量。

制作方法

1. 将油松节切碎。
2. 将油松节放入酒中。
3. 密封浸泡6个月以上。越久越佳。取酒服用。

备注

也可加上虎杖、参等药材，若是急需缓解疼痛者，也可以用药酒擦拭关节。

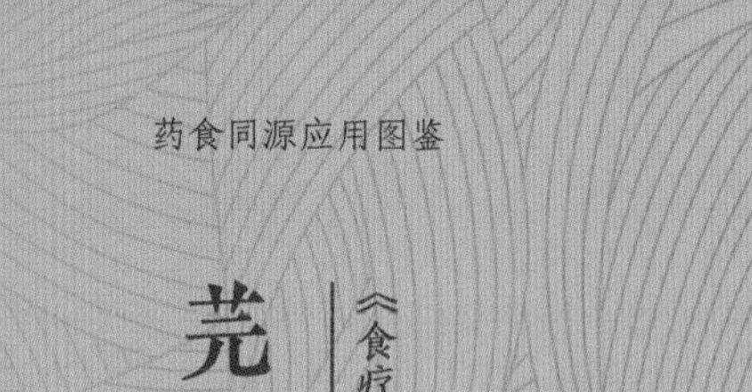

芫荽

《食疗本草》

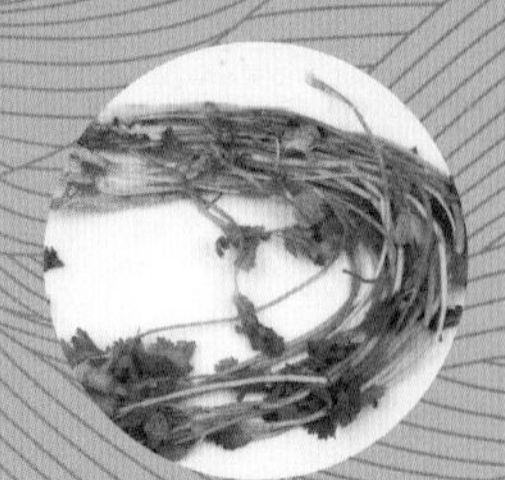

【来源】植物芫荽的全草。我国各地都有种植，果实成熟时连根拔起，择洗干净，鲜用或晒干切断生用。

【辨别选购】叶绿、鲜嫩者为佳。

【性味归经】辛、温；归肺、胃经。

【功能主治】发表透疹，开胃消食。用于麻疹不透，感冒无汗，食欲不振。

【用法用量】煎服，3 ～ 6 克。

【食用禁忌】热毒壅盛、疹出不畅者忌服。

中医应用

消化不良、食欲不振

芫荽气味香，可以开胃、增进食欲，是常用的调味品，与健脾消食药、行气和中药同用，可治疗饮食积滞、胃纳不佳。

麻疹不透

芫荽辛温香散，可发散风寒、透疹外达。单用煎汤，或与荆芥、薄荷等同用，可治疗疹发不畅。还可以用于风寒感冒。

现代研究

本品可促进外周血液循环；挥发油有抗真菌作用；可促进胆汁和胃肠腺体分泌。

可用于感冒、化脓性感染、新生儿硬肿病等。

常用方剂推荐

透发痘疹。适用于小儿水痘

芫荽汤：鲜芫荽 150 克，鲜胡萝卜 200 克，风栗（干板栗）150 克。一同放入搪瓷锅或砂锅内，加水适量，煎沸后取汤 2 碗，去渣即可。以上为 1 日量，分作 2 次温热饮用，连用 3～5 天。

辛温解表，健脾胃。适用于流行性感冒

黄豆芫荽煎：黄豆 10 克，芫荽（香菜）30 克。将黄豆适量水煎煮，15 分钟后加入芫荽，再煎 15 分钟，去渣。1 次服完，每日 1 服。

清热透疹。适用于麻疹

红萝卜芫荽汤：红萝卜、芫荽（香菜）各适量，同煎汤。每日 2 次，适量饮服。

食疗养生法推荐

香菜肉丝

功效

香菜提取液具有显著的发汗清热透疹的功能，其特殊香味能刺激汗腺分泌，促使机体发汗、透疹。还有和胃调中的功效，能促进胃肠蠕动，具有开胃醒脾的作用。

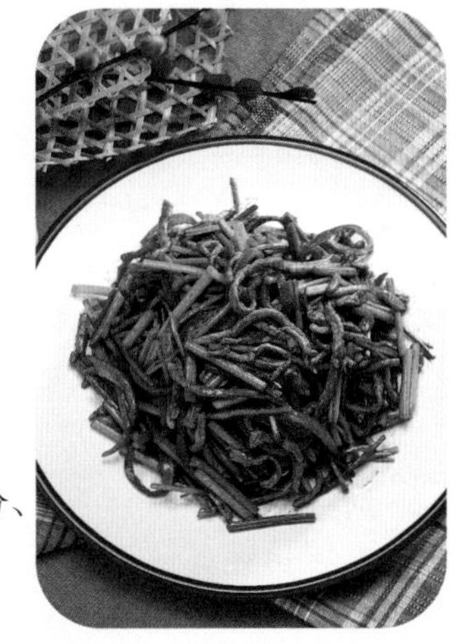

制作材料

猪瘦肉 200 克，香菜 300 克，味精、胡椒粉、精盐、料酒、植物油、香油各适量。

制作方法

1. 将猪瘦肉洗净，切成丝，加入味精、胡椒粉、精盐和料酒调匀。
2. 将洗净的香菜切成长 3 厘米左右的段。
3. 将锅内倒入植物油，油热后放进肉丝翻炒，八成熟后把香菜及料汁倒入，迅速炒匀，熟后淋上香油即成。

备注

香菜中含有许多挥发油，其特殊的香气就是挥发油散发出来的。它能祛除肉类的腥膻味，因此在一些菜肴中加些香菜，能起到祛腥膻、增味道的独特功效。

玫瑰花

《食物本草》

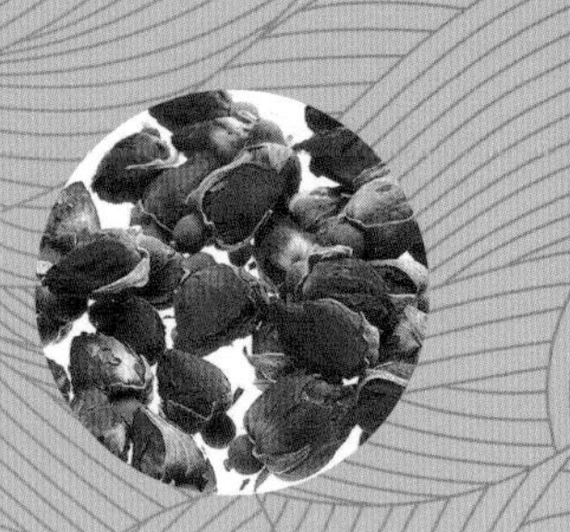

【来源】蔷薇科植物玫瑰的干燥花蕾。主要产地是福建、山东、江苏、浙江等地。春末夏初，花未开放时采摘，保留花骨朵，低温干燥。

【辨别选购】以色紫红、朵大、瓣厚、蒂青绿、香气浓郁、干燥者为佳。

【性味归经】甘、微苦，温；归肝、脾经。

【功能主治】行气解郁，和血，止痛。用于肝胃气痛，食少呕恶，月经不调，跌扑伤痛。

【用法用量】3 ~ 6 克。

【食用禁忌】尚不明确。

中医应用

月经不调、经前乳房胀痛

玫瑰花能够调经解郁。与当归、白芍、川芎等配伍，可以治疗肝气郁滞引起的月经不调、经前乳房胀痛。

跌打伤痛

玫瑰花味苦疏泄、性温，能够活血散瘀以止痛，与赤芍、当归、川芎等配伍可以治疗跌打损伤、疼痛瘀肿。

肝胃气痛

玫瑰花芳香行气，性善疏泄，具有醒脾和胃、行气止痛之功，与香附、砂仁、佛手等配伍，可以治疗肝郁犯胃导致的胸胁脘腹胀痛、呕恶食少。

现代研究

玫瑰油促进了实验动物的胆汁分泌；对心肌缺血有一定的保护作用。

可用于胃痛、消化不良、肺结核咯血等。

常用方剂推荐

舒肝郁，止腹痛，悦脾胃，进饮食，理滞气，宽中宫

白玫瑰露酒：白玫瑰花 30 克，玫瑰精油少许，代代花 60 克，原高粱 10 斤，冰糖 1 斤。共入坛内，常酿酒法，封固，1 月余取出装瓶。每次 20 毫升，每日 2 次。

治肝郁吐血，月汛不调

玫瑰膏：玫瑰花（初开者，去心、蒂）300 朵，用新汲水放砂铫内煎取浓汁，滤去滓再煎，白冰糖 500 克收膏，如专调经，可用红糖收膏，瓷瓶密收，切勿泄气。早晚用开水冲服。

主治痢疾

车前汤：车前草 9 克，玫瑰花 4.5 克，大黄 3 克。水煎服。

食疗养生法推荐

玫瑰花玉米西米羹

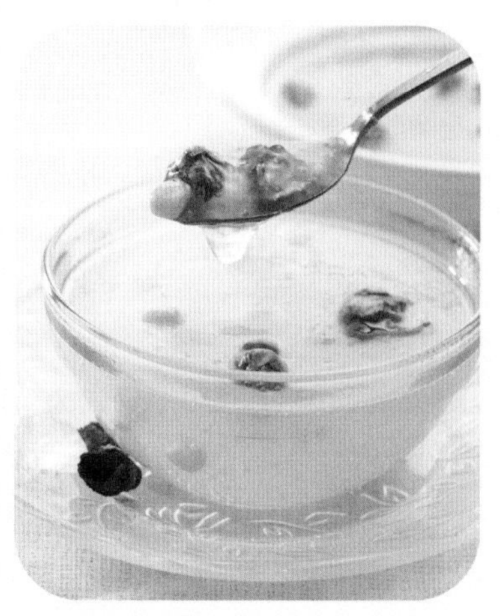

功效

行气，和血，解郁。

制作材料

干玫瑰花 10 克，玉米粒 100 克，西米 100 克，冰糖、清水适量。

制作方法

1. 在锅内放入清水 1250 毫升，武火滚沸。
2. 放入玉米粒稍煮片刻。
3. 放入西米，煮约 10 分钟，关火。
4. 待放凉后，重新开火加热，放入干玫瑰花和冰糖，水开后即关火。

备注

冷藏食用更清爽滋润。此量可供 3 ～ 4 人食用。

松花粉

《新修本草》

【来源】植物马尾松、油松、赤松、黑松等的花粉，主要产地是陕西、江苏、安徽、浙江等。春季开花期间采收雄花穗，晾干，搓下花粉，过筛，收取细粉，再晒。

【辨别选购】气微香，味有油腻感。以匀细、色淡黄、流动性较强者为佳。

【性味归经】甘，温；归胃、肝经。

【功能主治】祛风，益气，收湿，止血。主治头痛眩晕，泄泻下痢，湿疹湿疮，创伤出血。

【用法用量】内服：煎汤，3 ~ 9 克，或冲服。外用：适量，干撒或调敷。

【食用禁忌】血虚、内热者慎服。

中医应用

内服可以治咳嗽；外敷可治皮肤湿疹、婴儿尿布湿疹、创伤出血。

现代研究

松花粉中含有大量氨基酸、维生素及抗氧化成分，有抗疲劳、延缓衰老、护肝、强化新陈代谢的作用；含有抑制肿瘤细胞的硒元素。

可用于风湿痹痛、腹泻、湿疹等。

常用方剂推荐

主治足跟溃疡

甘石散：炉甘石 31 克，石决明 31 克，煅龙骨 31 克，熟石膏 31 克，松花粉 62 克，枯矾 15 克，冰片 6 克。上为极细末。加入煅石膏 30 克，冰片 1 克，研末外用。

治吐血久不止

松花散方：松花 45 克，甘草 15 克（炙微赤，锉），紫菀 15 克（去苗），百合 15 克，薯蓣 30 克，人参 15 克（去芦头），鹿角胶 30 克（捣碎，炒令黄燥），生干地黄 30 克，白茯苓 15 克，茜草根 15 克（锉），刺蓟 15 克，艾叶 7.5 克，上药捣细罗为散。不计时候，每次以粥饮调下 6 克。

滋补肝肾，养益精血

降脂减肥片：何首乌 600 克，三七 43 克，葛根 600 克，菟丝子 17 克，枸杞子 300 克，松花粉 40 克，丹参 290 克，大黄 155 克，泽泻 265 克，茵陈 200 克，以上十味，除松花粉外，三七粉碎成细粉备用，其余何首乌等八味粉碎成粗粉，乙醇回流提取，回收乙醇并浓缩成浸膏，药渣加水煎煮，合并煎液浓缩成膏，烘干，粉碎成细粉。再与松花粉、三七粉、醇提浸膏混合，加辅料适量，制粒，干燥，压制成 1000 片，包糖衣，即得。

食疗养生法推荐

木耳松花粉汤

功效

预防心血管疾病和脑血管疾病，如高血压、高血脂、冠状动脉性心脏病和脑血管血栓形成。

制作材料

黑木耳 10 克，松花粉 2 克，瘦肉 50 克，生姜 3 片，大枣 5 枚，食盐适量。

制作方法

1. 黑木耳、大枣洗净，瘦肉切丝，生姜切片。
2. 将黑木耳、松花粉、瘦肉、生姜、大枣一同放入锅内，加水 2 升，文火煲汤。
3. 煎煮至 600 毫升，加食盐少许，每天或隔日服用。

粉葛

《神农本草经》

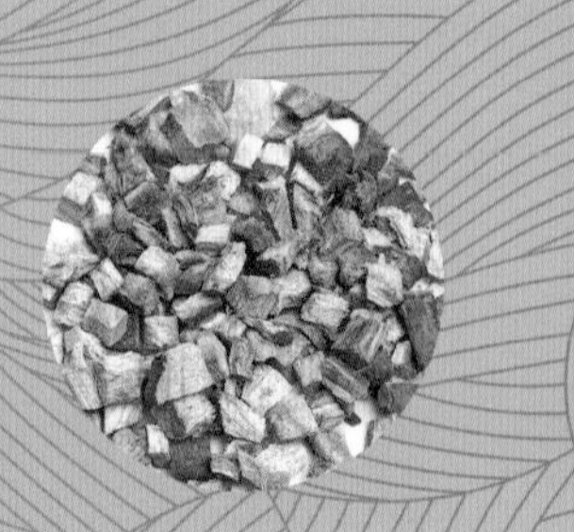

【来源】植物甘葛藤的干燥根部，主要产地是广西、广东、云南等地，秋冬两季采收，除去外皮，硫黄熏后，干燥。

【辨别选购】以块大，质坚实，色白，粉性足，纤维少者为佳。

【性味归经】甘、辛，凉；归胃、脾经。

【功能主治】解肌退热，生津，透疹，升阳止泻。用于外感发热头痛，消渴，麻疹不透，热泻热痢，中风偏瘫、眩晕头痛，酒毒伤中。

【用法用量】煎服，9 ~ 15 克。

【食用禁忌】胃寒者慎用。

中医应用

感冒、发热、恶寒、无汗、项强

粉葛有发汗、退热作用，与柴胡等配伍可用于表热证；与麻黄、桂枝、芍药同用，治风寒表证而见项背强、无汗、恶风者。

麻疹透发不畅

粉葛有透发麻疹的作用，因其兼有生津、止泻功能，所以常用于治疗麻疹兼发热口渴，或伴有腹泻等症，并常与升麻等配合应用。

胃热口渴

粉葛能生津止渴，对热病口渴或消渴等症，可与麦冬、天花粉等同用。

脾虚泄泻、湿热泻痢

粉葛能升发清阳，鼓舞脾胃阳气，有止泄泻的作用，临床常配合党参、白术等治疗脾虚泄泻；又可配黄连、黄芩等用于湿热泻痢。

现代研究

粉葛中总黄酮及葛根素具有调节心功能及代谢作用，并有扩张冠状血管和脑血管的作用，葛根素还具有降低血糖、调节血脂和解毒的作用。

可用于感冒发热头痛、高血压项背强痛、口渴，也可用于解酒等。

常用方剂推荐

活血祛风止痛

化风清上沐方： 南薄荷 6 克，防风 4.5 克，白芷 6 克，粉葛 4.5 克，炒蔓荆 6 克，川芎 6 克，桑叶 3 克。水煎，沐之。

主治伤风寒温疫，头痛寒热

加减升麻汤： 升麻、粉葛、白芍、桔梗、羌活、甘草各 16 克。加生姜少许，水煎服。

食疗养生法推荐

粉葛猪骨汤

功效

猪脊骨具有滋补效用，粉葛有解肌退热、解毒透疹、清胃热、防便秘之效。饮用此汤可健脾养阴、排毒养颜。

制作材料

猪脊骨 500 克，粉葛 50 克，红枣、陈皮、盐适量。

制作方法

1. 将猪脊骨洗净，斩成块。
2. 将粉葛洗净。
3. 将红枣去核、洗净，陈皮用水浸软。
4. 将猪脊骨块、粉葛、红枣、陈皮一起放入锅内，加适量清水，用大火煮沸。
5. 转至小火煲 3 小时，加入盐调味即可。

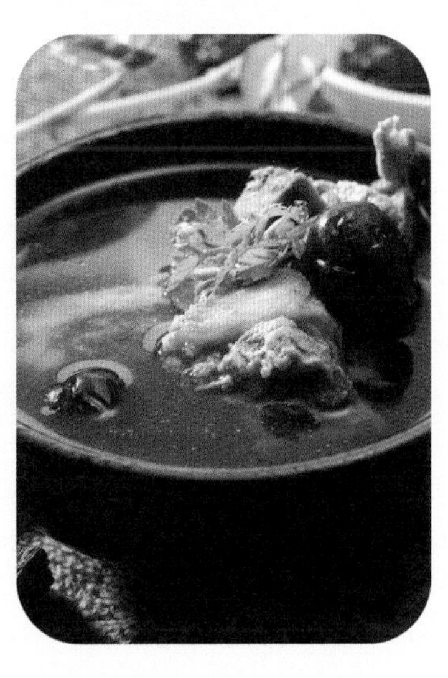

禁忌： 低血糖和体质虚寒者禁食。

布渣叶

《本草纲目》

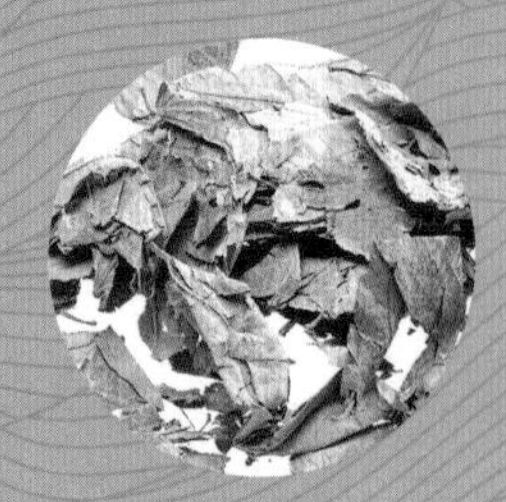

【来源】椴树科植物破布树的干燥叶。主产于云南、广东、广西。夏、秋季摘取叶片，阴干或晒干。

【辨别选购】以叶片完整、色黄绿、不带叶柄、无杂质者为佳。

【性味归经】淡、微酸，平；归脾、胃经。

【功能主治】清暑，消食，化痰。用于感冒、中暑、食滞、消化不良、腹泻。

【用法用量】1 ～ 10 克。

【食用禁忌】孕妇慎服。

中医应用

腹胀、消化不良

布渣叶性酸、平，入脾胃，可以促进消化。布渣叶单用或与番石榴叶、辣蓼等同用，可以治疗腹胀和消化不良。

现代研究

布渣叶水提物有比较好的解热作用；布渣叶水提物有一定的促进小肠蠕动及显著的促消化作用。

可用于急性黄疸型肝炎、腹痛等。

常用方剂推荐

治感冒，消化不良，腹胀

布渣叶 15 ～ 30 克，水煎服。

治小儿秋季腹泻

布渣叶、云苓、淮山药各 12 克，白术 6 克，炒番石榴叶 9 克，车前草 15 克。水煎服。

清热解毒，祛湿，缓解喉咙干痛、面部痤疮、牙龈肿痛等
布渣叶、槐花、金银花、鸡蛋花、菊花、木棉花各10克。小火煮15分钟即可，1天1次。

《食疗养生法推荐》

消滞茶

功效
消滞茶具有除湿消滞、驱虫消积的功效，可以用于治疗湿热腹痛、大便溏泄、食欲不振、消化不良等病症。

制作材料
金银花、葫芦茶、土茵陈、山楂、布渣叶各15克，槟榔、枳壳、神曲各10克，甘草3克。

制作方法
1. 将金银花、葫芦茶、土茵陈、山楂、布渣叶、槟榔、枳壳、神曲、甘草置于锅中。
2. 锅中加清水2碗半。
3. 煎至1碗，盛出即可。

禁忌：脾胃虚寒者慎用。

夏枯草

《神农本草经》

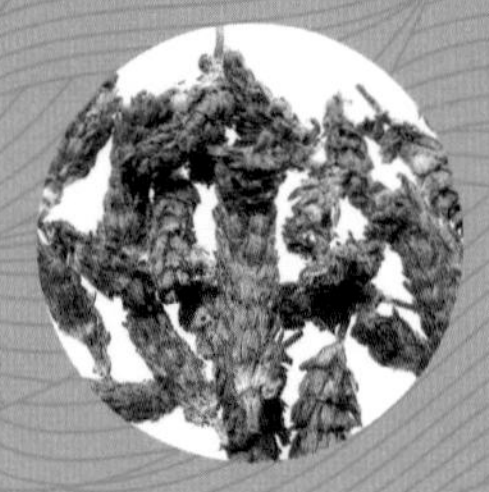

【来源】为唇形科植物夏枯草的干燥果穗。主产于江苏、浙江、安徽、河南、湖北。夏季果穗呈棕红色时采收，除去杂质，晒干。

【辨别选购】以色紫褐、穗大者为佳。

【性味归经】辛、苦，寒；归肝、胆经。

【功能主治】清肝泻火，明目，散结消肿。用于目赤肿痛，目珠夜痛，头痛眩晕；瘰疬，瘿瘤；乳痈，乳癖，乳房胀痛。

【用法用量】9 ~ 15 克。

【食用禁忌】脾胃虚弱者慎服。

中医应用

肝火上炎之目赤肿痛、目珠疼痛、头痛、晕眩

夏枯草能清泄肝火，为治肝火上炎所致的目赤、头痛、头晕的要药，常配菊花、石决明等同用。如为肝虚目珠疼痛，至夜尤剧，可与当归、白芍等配合应用。

瘰疬痰核

瘰疬痰核，多由肝气郁结，久而化火，痰火结郁而成。夏枯草能清肝火、散郁结，为治疗瘰疬结核属于痰火者的一味常用药物，临床常配合玄参、贝母、连翘、牡蛎、昆布等同用。

现代研究

夏枯草的茎、叶、穗及全草均有降压作用，但穗之作用较弱；夏枯草煎剂对志贺菌属、伤寒杆菌、霍乱弧菌、大肠埃希菌、变形杆菌、铜绿假单胞菌和葡萄球菌、链球菌有抑制作用。

可用于高血压病、淋巴结肿大、手足皲裂等。

常用方剂推荐

清热解郁，祛痰软坚，主治瘰疬

夏枯草汤：夏枯草50克，香附20克，昆布20克，海藻20克，牡蛎35克，黄药子25克，射干20克，连翘20克，龙胆草15克，海浮石30克。水煎服，每日1剂，日服2次。

治肝虚目珠疼痛，至夜疼痛

夏枯草散：夏枯草30克，香附60克，炙甘草9克。为末，每服12克，茶水调下，每日3次。

治无名肿

消肿汤：夏枯草、玄参、天花粉各9克，山慈菇、煅牡蛎、海藻、昆布、白芥子、桔梗各6克，生甘草3克。水煎，食后服。

治赤白带下

夏枯草花，开时采，阴干为末。每服10克，食前米饮下。

治口眼歪斜

夏枯草5克，胆南星2.5克，防风5克，钩藤5克。水煎，点水酒临卧时服。

食疗养生法推荐

决明子夏枯草猪瘦肉汤

功效

对急性结膜炎有预防作用，并能降血压、降血脂。

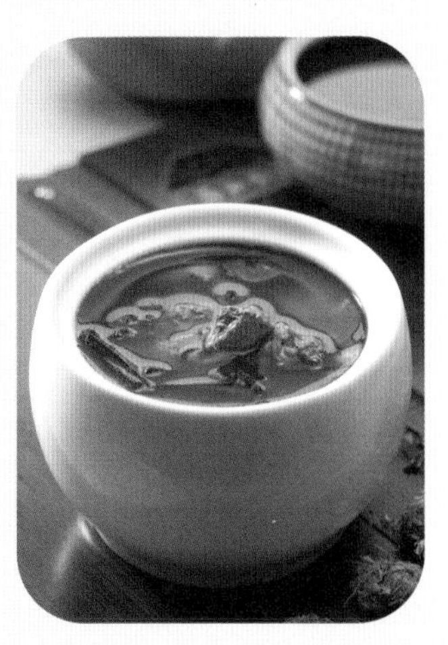

制作材料

决明子25克，夏枯草30克，菊花、钩藤各10克，猪瘦肉300克，食盐适量，生姜3片。

制作方法

1. 各药材洗净。
2. 猪瘦肉洗净，置沸水中稍煮片刻，再洗净，切块。
3. 全部主料与生姜一起放进瓦煲内，加水2500毫升，武火煲沸。
4. 改为文火煲1小时，调入食盐即可。

备注

此量可供3～4人用。

当归

《神农本草经》

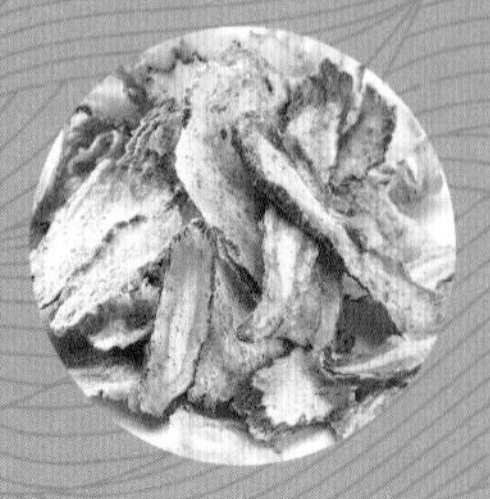

【来源】伞形科植物当归的干燥根。主要产地是甘肃、云南、四川、陕西，其中甘肃岷县生产的质量最好、产量最多。秋末采挖，除去须根及泥沙，待水分稍蒸发后捆成小把，上棚，用烟火慢慢熏干。

【辨别选购】以根粗长、油润、外皮色棕、断面色黄白、气味浓郁者为佳。

【性味归经】甘、辛，温；归肝、心、脾经。

【功能主治】补血活血，调经止痛，润肠通便。用于血虚萎黄、眩晕心悸、月经不调、经闭痛经、虚寒腹痛、肠燥便秘、风湿痹痛、跌扑损伤、痈疽疮疡。酒当归偏于活血通经，用于经闭痛经、风湿痹痛、跌扑损伤。

【用法用量】煎服，5 ~ 15 克。

【食用禁忌】湿盛中满、大便泄泻者忌服。

中医应用

妇科病及血虚体弱等症

当归功能补血，可用治血虚体弱；因又能活血，故可用于调经，为妇科常用药品。血虚体弱，常配黄芪、党参等；月经不调、经行愆期或过少，常配熟地、白芍、川芎等；经行腹痛，常配香附、延胡索等；经闭不通，可配桃仁、红花等；崩漏，可配阿胶、地黄、艾叶等。

此外，本品又能润肠通便，可用于血虚肠燥便秘，并常与肉苁蓉、生首乌等配伍。

各种瘀滞作痛之症

本品具有良好的活血作用，故临床上应用比较广泛。可适用于各种瘀滞作痛之症，如跌打损伤瘀痛、痈肿血滞疼痛、产后瘀滞腹痛、风湿痹痛及经络不利等症。损伤瘀痛，可配红花、桃仁、积雪草等。痈肿瘀滞疼痛，在肿疡期，可配金银花、连翘、丹皮、赤芍、甘草等；在溃疡期，如气血两虚者，可配黄芪、熟地、党参等，如气血不和而有僵块未消、排脓未尽者，可配黄芪、银花、甘草、乳香等。产后瘀滞腹痛，可配益母草、川芎、桃仁等。

风湿痹痛，可配羌活、独活、防风、秦艽等。经络不利、筋骨酸痛，可配桂枝、鸡血藤、白芍等。

现代研究

当归中的挥发油对实验性心肌缺血有明显的保护作用。

可用于头晕、耳鸣、眼花等。

常用方剂推荐

主治血虚发热

当归补血汤：黄花，生甘草 30 克，当归 6 克，生地黄 15 克。水煎，食前温服。

治产后败血不散，疼痛发歇，风寒内搏

当归散：红花、鬼箭（去中心木）、当归（去苗，炒）各 30 克。上为粗散。每服 9 克，酒 200 毫升，煎至 140 毫升，去滓，粥食前温服。

治妇人血气虚损，产后劳伤，虚羸不足，痛引腰背

当归建中汤：当归 120 克，肉桂（去粗皮）90 克，白芍 180 克，甘草（炙）60 克。上为粗散。每服 9 克，水一盏半，姜五片，枣一枚，擘碎，同煎至一盏，去渣，热服，空心，食前服用。

治手足厥寒

当归四逆汤：当归、桂枝、芍药、细辛各 7.5 克，通草、甘草各 4.5 克。上作一服，水二盅，红枣一枚，煎至一盅，不拘时服。

食疗养生法推荐

当归羊肉汤

功效

温中补虚，祛寒止痛。

制作材料

羊肉 200 克，红枣 5 颗，陈皮、当归各 5 克，盐适量。

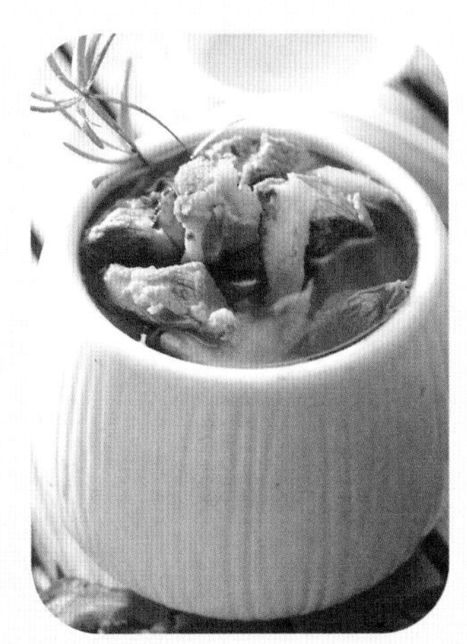

制作方法

1. 羊肉洗净，用开水焯至断生。
2. 红枣、陈皮、当归洗净。
3. 把所有材料一起放进瓦罐或锅里。
4. 用大火将肉汤烧开，然后转成小火，慢炖 2 ～ 3 个小时。
5. 加盐调味，即可盛出。

禁忌：有实热病症者最好不要喝。

山柰

《中国药典》

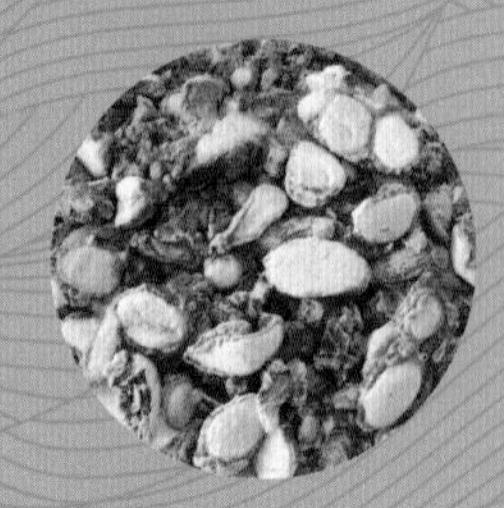

【来源】为姜科植物山柰的根茎。我国主要产地是台湾、广东、广西、云南等。冬季采挖，洗净，除去须根，切片，晒干。

【辨别选购】切片，切面类白色，粉性、气浓者佳。

【性味归经】辛，温；归胃经。

【功能主治】行气温中，消食，止痛。用于胸膈胀满、脘腹冷痛、饮食不消。

【用法用量】煎服，6 ~ 9 克。

【食用禁忌】阴虚血亏及胃有郁火者禁服。

中医应用

心腹冷痛

常与丁香、当归、甘草配伍。

牙痛

常与麝香配伍。

现代研究

本品煎剂对常见致病性皮肤真菌有抑制作用；煎剂低浓度对肠道平滑肌有兴奋作用，高浓度则呈抑制作用。

可用于牙痛、食积等。

常用方剂推荐

主治一切痰核，无名肿毒

灵应必效散：草乌 15 克，川乌 15 克，白芷 15 克，花椒 3 克，山柰 9 克，麝香 1.2 克，贝母 9 克，大黄 9 克，蟾酥 3 克（晒研）。上为细末，和匀，再研极细，瓷瓶收贮。未成者掺于膏上贴之。外敷。

熏治蛇虫毒气、瘴气、六畜瘟疫

辟瘟线香：苍术12斤，桃枝12斤，香芷8斤，山柰8斤，甘松2斤，大茴2斤，桂皮2斤，香附2斤，檀香2斤，降香2斤，乌头2斤，白蒺藜1斤，贯众1斤，鬼箭羽1斤，雄黄8两，雌黄8两，榆面量用。上为细末，作成线香。

主治跌打损伤，伤筋伤骨

归尾60克，延胡60克，紫荆皮60克，大茴香60克，川乌（姜汁炒黑）60克，草乌（姜汁炒黑）60克，甘草节60克，自然铜（醋煅）60克，红花（炒）60克，蒲黄60克，丹参60克，五灵脂（陈酒飞）60克，甘松60克，山柰60克，砂仁60克。上为末。外敷。

《食疗养生法推荐》

山柰主要成分为龙脑、桂皮酸乙酯、莰烯。根茎还含有山柰酚、和山柰素。

食用方法

山柰可以作为各种菜肴的调味料，无论是与鸡肉、牛肉还是猪肉一起食用，都味香可口。

山柰可以用于配制卤汁，或作“五香料”的配料。

食用效果

1. 可起到散寒祛湿及辟秽的作用。
2. 山柰味辛、性温，入胃经，有温中散寒，开胃消食，理气止痛的功效，适宜胃寒、心腹冷痛、肠鸣腹泻、纳谷不香、不思饮食或停食不化之人食用。

西红花

《药典》

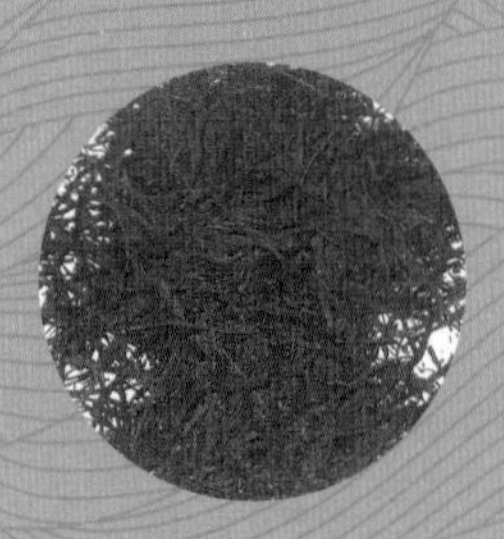

【来源】植物番红花的花柱头，为引进植物，我国浙江等地现已有栽培。10 ~ 11 月下旬，晴天早晨太阳刚出时采花，然后摘取柱头，随即晒干，或于 55 ~ 60℃烘干。

【辨别选购】体轻、质松软、无油润光泽者为佳。

【性味归经】甘，微寒；归心、肝经。

【功能主治】活血通经、祛瘀止痛。用于瘀血阻滞之月经不调，血瘀胸痹心痛，癥瘕积聚，疮疡肿痛等。

【用法用量】煎服，3 ~ 10 克。外用适量。

【食用禁忌】孕妇忌用。有出血倾向者慎用。

中医应用

瘀滞斑疹色暗

本品能活血通脉以化滞消斑，可用于瘀热郁滞之斑疹色暗，常配伍清热凉血透疹的紫草、大青叶等。此外，还可用于回乳、瘀阻头痛、眩晕、中风偏瘫、喉痹、目赤肿痛等证。

跌打损伤，瘀滞肿痛

本品善通利血脉、消肿止痛，为治跌打损伤、瘀滞肿痛之要药，常配木香、苏木、乳香、没药等；或制为红花油、红花酊涂擦。

癥瘕积聚

本品能活血通经、祛瘀消癥，可治疗癥瘕积聚，并常配伍三棱、莪术、香附等药。

胸痹心痛、血瘀腹痛、胁痛

本品能活血通经、祛瘀止痛，善治瘀阻心腹胁痛。胸痹心痛，常配桂枝、瓜蒌、丹参等；胁肋刺痛，可与桃仁、柴胡、大黄等同用。

血滞经闭、产后瘀滞腹痛

本品辛散温通，为活血祛瘀、通经止痛之要药，是妇产科血瘀证的常用药，常与当归、川芎、桃仁等相须为用。痛经者可单以本品与酒煎服，亦可配赤芍、延胡索、香附等以理气活血止痛；产后瘀滞腹痛，可配荷叶、蒲黄、牡丹皮等。

现代研究

本品能扩张冠状动脉，改善心肌缺血；对中枢神经有镇痛、镇静和抗惊厥作用；煎剂对子宫和肠道平滑肌有兴奋作用。

可用于月经失调、冠心病等；也可用于外伤性的淤血摔伤疼痛。

常用方剂推荐

主治年迈妇人骤然血海大崩不止，亦名倒经

胶红饮：陈阿胶 30 克（米粉拌炒成珠），全当归30克，西红花24克，冬瓜子 15 克，以天泉水煎服 2 次，然后去滓。

清热利湿，止血生肌。主痔疮，痔漏

除痔丸：夏枯草 120 克，槐花 120 克，连翘 120 克，粉甘草 120 克，西红花 30 克，金银花 500 克。前五味共碾极细面，再加金银花煎浓汁蜂蜜膏，和炼蜜为丸，每丸 10 克重。每服一丸，白开水送下。注意忌辣腥刺激品。

食疗养生法推荐

红花糯米粥

功效

活血化瘀、凉血解毒、解郁安神。

制作材料

糯米 100 克，西红花 10 ～ 20 根。

制作方法

1. 将糯米淘洗干净。
2. 西红花清洗干净。
3. 锅里放水，大火煮沸，加入糯米和西红花。
4. 锅内沸腾后，转小火煮成粥即可。

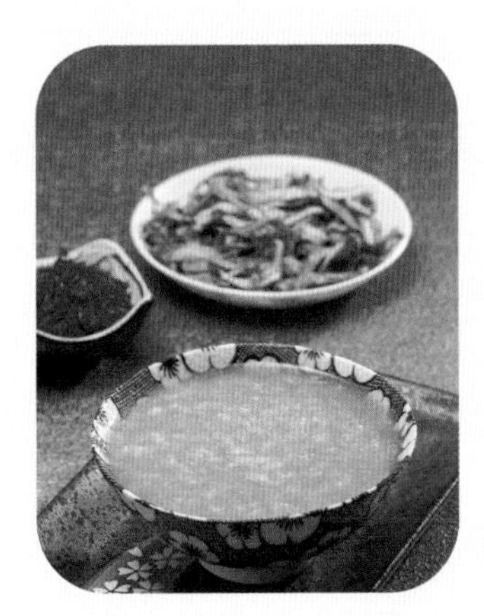

禁忌：孕妇禁食。

草果

《饮膳正要》

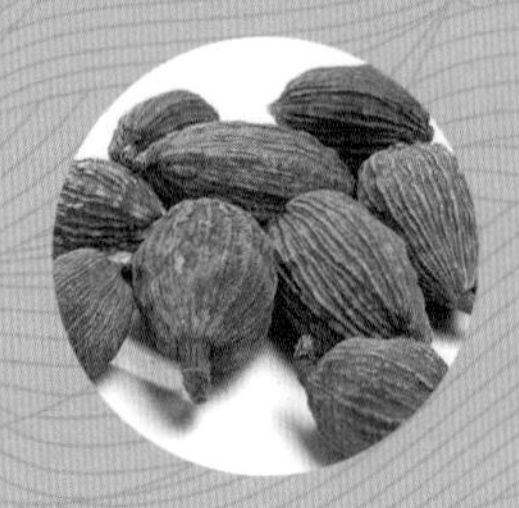

【来源】植物草果的干燥成熟果实，我国的主要产地是广西、云南、贵州等地。秋季果实成熟时采收，除去杂质，晒干或低温干燥。

【辨别选购】以身干个大、颗粒均匀饱满、色红棕、无破裂、气味浓者为佳。

【性味归经】辛，温；归脾、胃经。

【功能主治】燥湿温中，除痰截疟。用于寒湿内阻，脘腹胀痛，痞满呕吐，疟疾寒热，瘟疫发热。

【用法用量】3 ~ 6 克。

【食用禁忌】气虚或血亏、无寒湿实邪者忌服。

中医应用

疟疾

草果能够温脾燥湿，与槟榔、常山、知母等同用，可以治疗疟疾。

寒湿中阻证

草果性辛温燥烈，与干姜、砂仁、半夏等同用，可治疗脘腹冷痛、呕吐泄泻。

现代研究

本品有镇咳祛痰、镇痛解热、平喘、抗炎等作用。

可用于流行性感冒、呕吐、腹泻等。

常用方剂推荐

治脾寒疟疾

草果饮：紫苏叶、草果仁、川芎、白芷、高良姜（炒）、青橘皮（去白，炒）、甘草（炒），各等分为末。每服 6 克，以水 150 毫升煎至 100 毫升，去滓热服。

主治足太阴寒湿，舌灰滑，中焦滞痞草果茵陈汤：草果3克，茵陈9克，茯苓皮9克，厚朴6克，广皮4.45克，猪苓6克，大腹皮6克，泽泻4.5克。水5杯，煮取1杯，分二次服。

主治岚瘴及一切疟疾

半夏草果散：半夏7个（汤泡7次，每次百沸，候冷用手搓去滑），全青橘皮4个，枣子5个，乌梅5枚，草果子2枚，生姜2块（草果大），甘草2寸（炙黄）。水煎服，日二次。

健脾化痰，开胃进食

草果养脾汤：草果仁15克，茯苓（白者，去皮）15克，缩砂仁15克，桔梗0.3克，甘草45克（炙），生姜180克（用白面120克同拌和，腌一宿，炒黄）。上为细末。每服3克，沸汤点下。

主治小儿痞浮，脾胃虚弱

草果丸：草果6克（去瓤），三棱（烧）3克，砂仁6克，槟榔6克，黑牵牛（去白）3克，青皮（去瓤）6克，巴豆3克（去油）。上为末，面糊为丸。每服15丸，汤饮送下。

食疗养生法推荐

草果陈皮酒

功效

该药酒具有温中健脾、开胃消食的功效，主要用于治疗消化不良或胃脘闷胀、食欲缺乏等症。

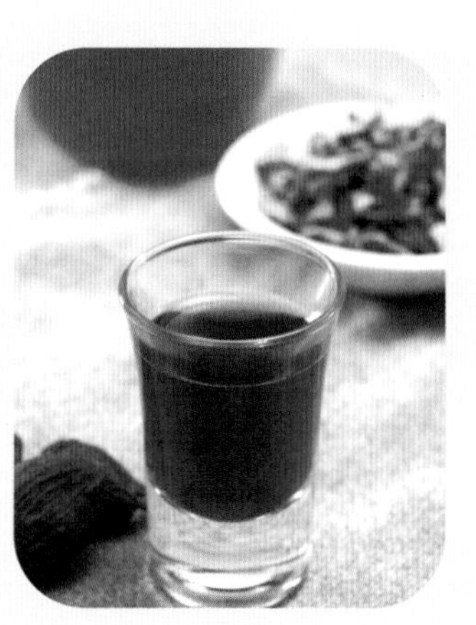

制作材料

白酒250毫升，草果10克，山楂20克，陈皮15克。

制作方法

1. 将草果、山楂、陈皮切碎，用纱布袋装。
2. 将纱布袋放入玻璃容器中，放入白酒中浸泡。
3. 7～10天后即可盛杯饮服。

禁忌：内热者不宜服用。

姜黄

《新修本草》

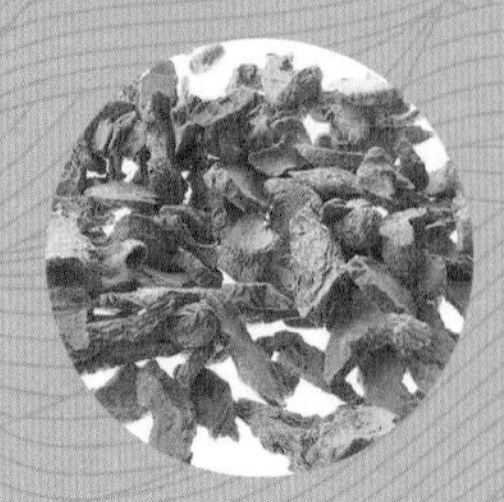

【来源】本品为姜科植物姜黄的根茎。主要产地是福建、湖北、浙江等地。秋、冬采挖，洗净，煮熟至透心为度，晒干，去外皮，再晒干。

【辨别选购】以质坚实、断面金黄色、气味浓者为佳。

【性味归经】辛、苦，温；归脾、肝经。

【功能主治】破血行气，通经止痛。用于胸胁刺痛、痛经经闭、癥瘕、风湿肩臂疼痛、跌扑肿痛、胸痹心痛。

【用法用量】内服：煎服，3 ~ 10 克。外用适量。

【食用禁忌】血虚无气滞血瘀者慎用，孕妇忌用。

中医应用

姜黄辛散温通，其性苦泄，既入血分又入气分，能活血行气而止痛。肝胃气滞寒凝之胸胁痛，可配枳壳、桂心、炙甘草；气滞血瘀之痛经、经闭、产后腹痛，可配当归、川芎、红花；跌打损伤、瘀肿疼痛，可配苏木、乳香、没药。此外，本品辛散苦燥温通，能外散风寒湿邪，内行气血，通经止痛，尤长于行肢臂而除痹痛，可治血瘀所致的心胸胁腹痛。

现代研究

姜黄中的姜黄素可以减少血小板聚集，降低血液的黏稠度；姜黄素能够有效抑制细菌；姜黄的挥发油对真菌有强大的抑制作用。

可用于高脂血症、慢性胆囊炎等。

常用方剂推荐

治妊娠腹痛、中满

姜茂汤：姜黄 30 克，蓬莪术（煨）30 克，藿香叶 30 克，甘草（炙）15 克。上为粗末。每服 6 克，水 200 毫升，煎至 120 毫升，去滓温服，不拘时候。

治肘臂痛

白术姜黄汤：姜黄 60 克，白术 60 克（炒），羌活 30 克，甘草 30 克。上为粗末。每服 9 克，水 300 毫升，煎至 210 毫升，食后服。

治神经性皮炎

金玉膏：当归身 31 克，白芷 9 克，甘草 31 克，姜黄 9 克，轻粉 6 克，冰片 3 克，白蜡 93 克（夏）或 125 克（冬），胡麻油 1250 毫升。前 4 味药于麻油内浸 3 天，以文火炸为微黄，滤滓，再加入白蜡，待化净，微凉时加入轻粉及冰片即成，外用。

治火湿毒

姜芷散：姜黄 500 克，白芷 500 克。上为末。敷患处。

食疗养生法推荐

咖喱鸡丝羹

功效

咖喱鸡丝羹香辣好吃，咖喱粉中含有姜黄粉，有驱寒、开胃、祛湿的作用。

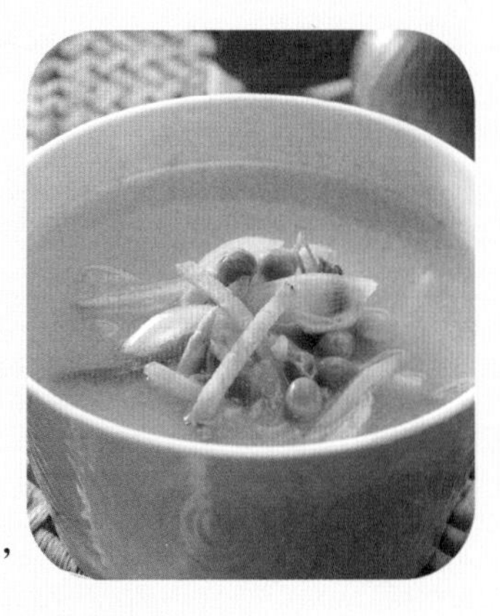

制作材料

鸡肉 400 克，胡萝卜、马铃薯各 150 克，洋葱 100 克，青豆仁 50 克，鲜奶 250 毫升，花生油、绍酒、食盐各适量，胡椒粉、白糖各少许，蒜蓉、辣椒丝、姜丝各 10 克，马蹄粉芡 40 克，咖喱粉 20 克。

制作方法

1. 鸡肉洗净切细丝，炒锅中注入花生油，烧热，把鸡肉丝炒至刚熟，铲起。
2. 胡萝卜、马铃薯、洋葱去皮，切丝。
3. 另起一锅，注入花生油，下蒜蓉、辣椒丝、姜丝炒香。
4. 放入绍酒，加入清水 1500 毫升。
5. 水开后放入胡萝卜丝和马铃薯丝，煮熟。
6. 放入鸡肉丝、青豆仁、洋葱丝、鲜奶、咖喱粉、胡椒粉、白糖、食盐，勾入马蹄粉芡，搅匀即可。

备注

此量可供 3 ～ 4 人食用。

八角茴香

《新修本草》

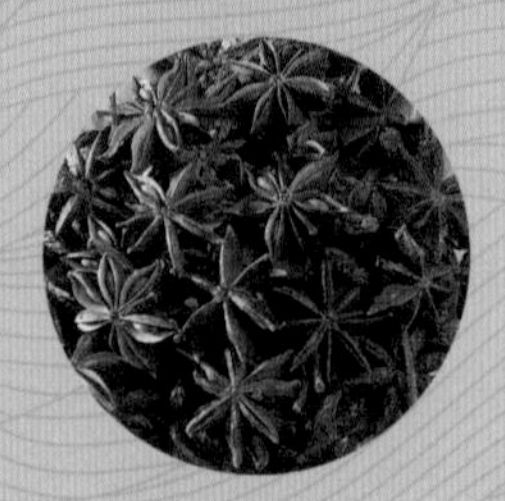

【来源】木兰科植物八角茴香的干燥成熟果实。主要产地是广西、广东、云南、贵州等，秋季采收，晒干备用。

【辨别选购】以个大、色红、油多、香浓者为佳。

【性味归经】辛，温；归肝、肾、脾、胃经。

【功能主治】温中理气，健胃止呕。主治呕吐、腹胀、腹痛、疝气痛。

【用法用量】煎服，3～9克；或入丸、散。外用适量，研末调敷。

【食用禁忌】阴虚火旺者禁服。

中医应用

主要用于寒疝、阴肿、腰痛及干湿脚气、肝经虚火。

与肉桂、吴茱萸同用，对治疗疝气有功效。

现代研究

水煎剂对人型结核分枝杆菌及枯草杆菌有抑制作用；挥发油中的茴香醚能够促进肠胃蠕动，缓解腹部疼痛；能够刺激呼吸道分泌细胞；可用于祛痰；含有的茴香脑具有雌激素活性。

可用于呕吐、疝气腹痛等。

常用方剂推荐

治小肠气坠

八角茴香、小茴香各9克，乳香少许。水煎服取汗。

治腰重刺胀

八角茴香，炒，为末，食前酒服6克。

治大小便皆秘，腹胀如鼓，气促

大麻子（炒，去壳）15克，八角茴香七个。上作末，生葱白3～7段，同研煎汤，调五苓散服。

治风毒湿气，攻疰成疮，皮肉紫破脓坏，行步无力，皮肉焮热

八角茴香（炒）、地龙（去土，炒）、川乌头（炮，去皮尖）、乌药（锉）、牵牛子（炒）各30克。研杵匀细，酒煮糊为丸，如梧桐子大。每服空心盐汤下十五丸，日2次。

食疗养生法推荐

八角茴香粥

功效

健脾开胃，行气止痛。

制作材料

八角茴香5克，粳米100克，食盐适量。

制作方法

1. 八角茴香研成细末。
2. 锅中加入清水，将粳米煮成粥。
3. 把八角茴香粉调入粥中食用，可加适量食盐调味。

刀豆

《救荒本草》

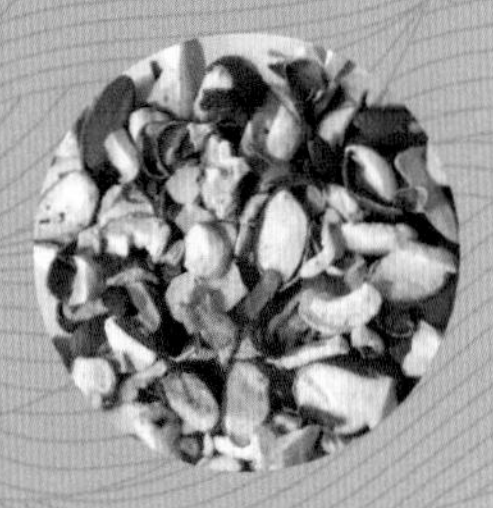

【来源】豆科植物刀豆的成熟种子，主要产地是四川、湖北、江苏、安徽等。秋季种子成熟时采收，剥去种子、晒干，生用。

【辨别选购】以个大、饱满、色鲜艳、干燥者为佳。

【性味归经】甘，温；归胃、肾经。

【功能主治】降气止呃、温肾助阳。用于虚寒呃逆、呕吐，肾虚腰痛。

【用法用量】煎服，7 ～ 9 克。

【食用禁忌】胃热盛者慎服。

中医应用

肾虚腰痛

刀豆性甘温，归肾经，可以温肾助阳。单用可以治疗肾阳虚之腰痛。

呃逆、呕吐

刀豆性甘温，可以温中和胃，降气止呃，与柿蒂、丁香等同用，对治疗虚寒呕吐、呃逆有功效。

现代研究

刀豆可以促进缺血后心功能不全的恢复；刀豆球蛋白有抗肿瘤的作用；可以抑制流感病毒的繁殖。

可用于尿频、落枕、遗尿等。

常用方剂推荐

治气滞呃逆，膈闷不舒

刀豆取老而绽者，每服 6～9 克，开水下。

治肾虚腰痛

刀豆子二粒，包于猪腰子内，外裹叶，烧熟食。

治百日咳

刀豆子十粒（打碎），甘草 3 克。加冰糖适量，水一杯半，煎至一杯，去渣，频服。

治鼻渊

老刀豆，文火焙干为末，酒服 9 克。

治小儿疝气

刀豆子研粉，每次 4.5 克，开水冲服。

食疗养生法推荐

豆豉刀豆肉片

功效

缓解肾虚腰痛和风湿腰痛。

制作材料

刀豆 200 克，里脊肉 150 克，笋片 100 克，红辣椒、豆豉酱、姜、蒜瓣、料酒、油、盐、生粉、酱油、胡椒粉各适量。

制作方法

1. 将里脊肉切片。
2. 在肉片中加入适量的盐、生粉、料酒和酱油等调味，搅拌均匀后腌制 10 分钟。
3. 笋片冷水下锅焯一下捞出，再将刀豆放入加了少量盐和油的开水中煮上两分钟。
4. 烧热锅，放入适量的油，下入豆豉酱、红辣椒、蒜瓣翻炒。
5. 爆香后下入腌好的肉片一起翻炒，将肉片翻炒至变色。
6. 下入刀豆和笋片一起翻炒，可以加入少量的水，让刀豆进一步炒熟。
7. 起锅前加入盐和胡椒粉调味，翻炒均匀后盛入盘中。

禁忌：胃热炽盛者慎服。

第三章

药食同源与中医体质

所谓体质，是靠人体的先天遗传和在后天生活中形成的在形态结构、生理功能、心理和性格等方面综合的相对稳定的固有特性。

健康的饮食搭配可以调整体质，甚至起到预防和治疗疾病的作用。饮食安排应与体质相协调，才能达到强健体魄和平衡阴阳的作用。中医学将人的体质分为平和体质、阳虚体质、阴虚体质、气虚体质、血虚体质、痰湿体质、湿热体质、血瘀体质、气郁体质和特禀体质十种。

平和体质

总体表现：阴阳气血调和，以体态适中、面色红润、精力充沛等为主要特征。

体态表现：形体匀称健壮。

身体表现：体态适中，面色红润，精力充沛，睡眠良好，二便正常，舌质淡红，苔薄白，脉和有力。

心理：性格随和开朗。

适应环境能力：对自然环境和社会环境的适应能力较强。

中医体质概述：平时性格随和开朗，患病较少，对自然环境和社会环境适应能力较强。

生活建议

◎饮食应有节制，多吃五谷杂粮、蔬菜瓜果，少食过于油腻及辛辣之物。运动上，年轻人可适当跑步、打球，老年人可适当散步、打太极拳等。

阳虚体质

总体表现：阳气不足，以畏寒怕冷、手足不温等虚寒表现为主要特征。

体态表现：肌肉松软不实。

身体表现：平素畏冷，手足不温，喜热饮食，大便溏薄，小便清长，舌淡胖嫩，脉沉迟。

心理：性格多沉静、内向。

适应环境能力：耐夏不耐冬，易感风、寒、湿邪。

中医体质概述：阳虚体质易患肥胖、骨质疏松、关节痛、风湿性关节炎、类风湿、水肿、痛经、月经延后、闭经、性功能低下、性冷淡等疾病。

生活建议

◎饮食上宜多吃容易“发”（甘温益气）的食物，比如牛羊狗肉、葱、姜、蒜、鳝鱼、韭菜、辣椒、胡椒等。少食生冷寒凉食物，如黄瓜、藕、梨、西瓜等。

◎可做一些舒缓柔和的运动。夏天不宜做过多剧烈运动，冬天避免在大风及空气污染的环境中锻炼。自行按摩足三里、涌泉等穴位，或经常灸足三里、关元，可适当洗桑拿、温泉浴。药物可酌情服用金匮肾气丸等。

阴虚体质

总体表现：阴液亏少，以口燥咽干、手足心热等虚热表现为主要特征。

体态表现：形体偏瘦。

身体表现：口燥咽干，喜冷饮，面色潮红，手足心热，大便干燥，舌红少津，脉细数。

心理：性情急躁，外向好动，活泼。

适应环境能力：耐冬不耐夏；不耐受暑、热、燥邪。

中医体质概述：阴虚体质易患高血压、心律失常、脑中风、咽炎、肺结核、糖尿病、顽固性便秘等疾病。

生活建议

◎饮食上宜多吃甘凉滋润的食物，比如鸭肉、百合、豆浆、银耳、木耳、梨等。少吃狗肉、虾、韭菜、辣椒、葱、蒜等性温燥烈之品。

◎只适合做中小强度、间断性的体育锻炼，可选择太极拳、太极剑、气功等。锻炼时要控制出汗量，及时补充水分。皮肤干燥甚者，可多游泳。不宜洗桑拿。药物可酌情服用六味地黄丸等。

气虚体质

总体表现：元气不足，以疲乏、气短、自汗等气虚表现为主要特征。

体态表现：肌肉松软不实。

身体表现：平时气短懒言，容易疲乏，精神不振，易出汗，舌淡红，舌体胖大，边有齿痕，脉象虚缓。

心理：性格内向，不喜冒险。

适应环境能力：不耐受风、寒、暑、湿邪。

中医体质概述：气虚体质易患感冒、疲劳综合征、肺不张、贫血、营养不良、重症肌无力、胃下垂、直肠脱垂、神经性尿频，女性易患生殖脱垂等。病后康复缓慢。

生活建议

◎饮食上宜多吃具有益气健脾作用的食物，如粳米、小米、大麦、白扁豆、土豆、白薯、红薯、山药等。少吃具有耗气作用的食物，如槟榔、空心菜。

◎避免劳动或剧烈运动时出汗受风。不要过于劳作，以免损伤正气，可做一些柔缓的运动。常自汗、感冒者，可服玉屏风散以预防。

血虚体质

总体表现：常以心悸、眩晕、头痛、痉证、血证、便秘、发热、月经不调为主要特征。

体态表现：形体消瘦，面色无华。

身体表现：血液亏虚，不能濡养脏腑、经络、组织，面、睑、唇、舌色白，脉细。

心理：性格偏内向，胆小软弱。

适应环境能力：不耐受风、寒。

中医体质概述：血虚体质易患冠心病、失眠、心律失常、神经衰弱症、便秘、老年性皮肤瘙痒症、老年痴呆症、女子闭经、习惯性流产等。

生活建议

◎平时多吃一些补血的食物，如菠菜、莲藕、海参、黑木耳、大枣、桂圆、葡萄干等。

◎宜安静休息，不宜过劳或思虑过度。但也不宜过逸，否则气血运行不畅，因“久卧伤气”导致气血停滞，诱发“厥心痛”。应在体力许可范围内作适当的体育锻炼，促进气血畅行。平时要注意眼睛的休息和保养，防止因过度用眼而耗伤身体的气血。可酌情服用当归补血汤、四物汤、八珍汤等。

痰湿体质

总体表现：痰湿凝聚，以形体肥胖、腹部肥满、口黏苔腻等为主要特征。

体态表现：形体肥胖，腹部肥满松软。

身体表现：皮肤油脂较多，多汗且黏，胸闷，痰多，口黏或甜，舌苔白腻，脉滑。

心理：性格偏温和、稳重，多善于忍耐。

适应环境能力：对梅雨季节及湿重环境适应能力差。

中医体质概述：痰湿体质易患高血压、糖尿病、高脂血症、痛风、冠心病、肥胖症、代谢综合征、脑血管疾病等。

生活建议

◎饮食宜清淡，多吃葱、蒜、海藻、海带、海蜇、萝卜、金橘、芥末等食物。少吃海参、肥肉及甜、黏、油腻的食物。
◎平时多进行户外活动，衣着应透气散湿，经常晒太阳或进行日光浴，长期坚持运动锻炼。可酌情服用化痰祛湿方药。

湿热体质

总体表现：湿热内蕴，以面垢油光、口苦、苔黄腻等湿热表现为主要特征。
体态表现：形体中等或偏瘦。
身体表现：鼻部油腻或油光发亮，易生痤疮或疥疮，口苦或嘴里有异味，皮肤易瘙痒，大便黏滞不爽，小便短赤，舌质偏红，苔黄腻，脉濡数。
心理：容易心烦急躁。
适应环境能力：对夏末秋初湿热气候、湿重或气温偏高环境较难适应。
中医体质概述：湿热体质易患疮疖、脂溢性皮炎、复发性口疮、慢性膀胱炎、胆结石、胆囊炎、特异性结肠炎等。

生活建议

◎饮食宜清淡，多吃甘寒、甘平的食物，如薏苡仁、莲子、茯苓、红小豆、绿豆、冬瓜、丝瓜、西瓜、莲藕等。少吃胡桃仁、狗肉、香菜、辣椒、花椒、酒等甘辛滋腻之品及火锅、烹炸、烧烤等辛温助热食品。
◎盛夏暑湿较重的季节，减少户外活动。适合做大强度、大运动量的锻炼，如中长跑、游泳、爬山、各种球类运动、武术等。可酌情服用六一散、清胃散等。

血瘀体质

总体表现：血行不畅，以肤色晦暗、舌质紫黯等血瘀表现为主要特征。
体态表现：胖瘦均见。
身体表现：平素面色晦暗，易出现褐斑，易出现黑眼圈，胸闷胸痛，女性可出现痛经、闭经或经血紫黑有块，舌质黯，有点、片状瘀斑，舌下静脉曲张，脉象细涩或结代。
心理：易心烦、健忘。

适应环境能力： 不耐受寒邪。
中医体质概述： 血瘀体质易患中风、高血压、胃溃疡、冠心病、偏头痛、乳腺炎、子宫肌瘤、月经病、失眠等。

生活建议

◎饮食可多吃香菇、金橘、紫菜、萝卜、柚子、山楂、醋、玫瑰花、红糖、黄酒、葡糖酒、白酒等具有活血、散结、行气、疏肝解郁作用的食物。少吃肥猪肉等滋腻之品。应戒烟。
◎可进行一些有助于促进气血运行的项目：太极拳、太极剑、舞蹈、步行等。保健按摩可促进经络畅通，达到缓解疼痛、稳定情绪、增强人体功能的作用。血瘀体质的人在运动中如出现胸闷、呼吸困难、脉搏显著加快等不适症状，应去医院检查。

气郁体质

总体表现： 气机郁滞，以精神抑郁、忧虑脆弱等气郁表现为主要特征。
体态表现： 形体瘦者为多。
身体表现： 胸胁胀满，心烦，爱生闷气，常感闷闷不乐，情绪低沉，易紧张焦虑不安，易多愁善感，胁部乳房胀痛，咽部有异物感，舌红，苔薄白，脉弦。
心理： 性格内向不稳定、敏感多虑。
适应环境能力： 对精神刺激适应能力较差；不适应阴雨天气。
中医体质概述： 气郁体质易患抑郁症、妇女脏躁、胸痛、肋间神经痛、经前期紧张综合征、乳腺增生、月经不调、消化性溃疡、慢性咽痛等。

生活建议

◎饮食宜吃小麦、高粱、香菜、葱、蒜、萝卜、海藻、金橘、山楂、玫瑰花等行气、解郁、消食、醒神之品。睡前避免饮茶、咖啡等提神醒脑的饮料。
◎尽量增加户外活动，可参加运动量大的锻炼，如中长跑、游泳、爬山、各种球类运动、武术等。另外可多参加集体性的活动，解除自我封闭状态，多结交朋友，及时向朋友倾诉不良情绪。

特禀体质

总体表现：先天失常，以生理缺陷、过敏反应等为主要特征。

体态表现：过敏体质者一般无特殊体态表现；先天禀赋异常者或有畸形，或有生理缺陷。

身体表现：没有感冒时也会打喷嚏、鼻塞、流鼻涕、或因季节变化、异味等原因而咳喘，容易过敏（对药物、食物或花粉），皮肤易起荨麻疹，皮肤因过敏出现紫癜，皮肤一抓就红、易出现抓痕。

心理：随禀质不同情况各异。

适应环境能力：适应环境能力差，如过敏体质者对易致过敏季节适应能力差，易引发宿疾。

中医体质概述：过敏体质者易患哮喘、荨麻疹、花粉症及药物过敏等；遗传性疾病如血友病、唐氏综合征等；胎传性疾病如五迟、五软、解颅等。

生活建议

◎饮食宜清淡、均衡、粗细搭配适当、荤素配伍合理。少吃荞麦、蚕豆、牛肉、鹅肉、虾、蟹、酒、辣椒、浓茶、咖啡等易引起过敏的食物。

◎平时保持充足的睡眠，增强体质。

附录

常见的新资源养生食物简单介绍

在我国新研制、新发现、新引进的无食用习惯的、符合食品基本要求的食品称新资源食品。《新资源食品管理办法》规定新资源食品包括：

（一）在我国无食用习惯的动物、植物和微生物；

（二）从动物、植物、微生物中分离的在我国无食用习惯的食品原料；

（三）在食品加工过程中使用的微生物新品种；

（四）因采用新工艺生产导致原有成分或者结构发生改变的食品原料。

新资源食品应当符合《食品卫生法》及有关法规、规章、标准的规定，对人体不得产生任何急性、亚急性、慢性或其他潜在性健康危害。

名　称	功　效
玉米须	玉米须味甘、淡，性平；归肾、肝、胆经。质轻渗降，具有利尿消肿、平肝利胆的功效。主治水肿，小便淋沥，黄疸，胆囊炎，胆结石，高血压病，糖尿病，乳汁不通。
小麦苗	除烦热，疗黄疸，解酒毒。
苦丁茶	散风热，清头目，除烦渴。
魔　芋	具有排毒、减肥、通便、洁胃、降血糖等作用。
刺　梨	刺梨的药用价值很高，其花、叶、果、籽均可入药，有健胃、消食、滋补、止泻的功效。具有“维生素C之王”的美称。
蚕　蛹	有温阳补肾、祛风除湿、健脾消积之功，适用于肾阳亏虚，阳痿遗精，风湿痹痛，小儿疳积等。《本草纲目》言其“治小儿疳瘦，长肌，退热，除蛔虫”。《医林纂要》言其“和脾胃，祛风湿，长阳气”。
黑果枸杞	增强免疫力、延缓衰老，具有明目作用，可改善睡眠。
凉粉草（仙草）	清暑，解热利尿。
大麦苗	增强体质，优化机体；排毒养颜，延缓衰老；调控血糖，减肥瘦身；均衡营养。

名 称	功 效
茶氨酸	促进吸收代谢；调节脑内神经传达物质的变化；提高学习能力和记忆力；镇定作用；改善经期综合征；保护神经细胞；降血压。
DHA 藻油	促进婴幼儿视网膜和大脑发育。
裸藻	具有强效抗氧化、抗病毒、清除自由基的作用。其抗癌、抗细菌活性、抗病毒（HIV）活性的能力极为强悍；还可保护肝脏、缓和过敏性皮炎、抑制嘌呤吸收和预防改善痛风。
奇亚籽	控制血糖；降低胆固醇。
雪莲培养物	镇痛、抗炎、抗风湿；抑制血小板聚集、降血脂、改善血液循环；抗氧化、抗辐射和抗疲劳。
乳酸杆菌	调整肠道菌群平衡，抑制肠道不良微生物的增殖。
嗜酸乳杆菌	调整肠道菌群平衡，抑制肠道不良微生物的增殖。嗜酸乳杆菌对致病微生物具有拮抗作用。嗜酸乳杆菌能分泌抗生物素类物质，对肠道致病菌产生拮抗作用。
荞麦花粉	芸香苷含量较高，它对毛细血管壁具有很强的保护作用，可防止流血和出血，并可减少血液凝固所需要的时间。还能增强心脏的收缩，使心跳速度放慢，用于心悸、心脑衰弱和毛细血管脆弱等症状。还有缓和心悸、健脾、理气、补血之功效。
向日葵花粉	可以调节内分泌，可治疗妇女因内分泌不调而引起的经期和更年期的疾病，还能促进皮肤代谢，祛除各种色斑、痘类，使肌肤洁白、柔嫩、滋润、富有弹性，以达到健康美容的目的。
低聚木糖	减少有毒发酵产物及有害细菌酶的产生；抑制病原菌和减轻腹泻；防止便秘；促进机体生成 B 族维生素等多种营养物质。
透明质酸钠	广泛应用于高档化妆品行业，可用于眼干燥综合征。
库拉索芦荟凝胶	芦荟凝胶冻干粉在滋润干燥肌肤、祛斑除痘、消除皱纹、恢复皮肤弹性、提高人体免疫力、清除自由基、缓解发炎和受损皮肤的疼痛等方面有着独特神奇的功效。现在美日等发达国家已将其广泛用于化妆品、卫生用品、OTC 药品和保健食品等多个领域。

索引

B

C

D

E

F

G

H

J

K

L

M

P

Q

R

S

T

W

X

Y

Z